食物性味。治。宜忌小百科

四性。五味。歸經
功效。主治。宜忌

林家揚——著

01 魚肉蛋奶豆 新鮮度判斷與處理法

肉類

新鮮肉類充滿光澤與緊實，脂肪是白色、肉是粉紅色。不新鮮肉類的脂肪與肉都不夠緊實，出現變色或滲血水的情況。

購買新鮮的肉後，可先用紙巾去除多餘水分，再用紙巾包住，放入密封保鮮袋，於 4 度以下冷藏。骨頭和肉塊可儲存 2 至 3 天，絞碎的絞肉含菌和變壞機會較高，應在購買當天內食用。

此外，還應注意處理肉類的衞生，建議切肉和切菜的砧板要分開，並在使用後立刻沖洗乾淨，避免滋生細菌。

豬肉

(望) 新鮮的豬肉表面濕潤、有光澤、脂肪潔白，新鮮的排骨是鮮紅色的。但要注意，豬肉分切後，暴露於空氣中與氧氣結合會變色。

(聞) 淡淡的肉腥味，沒有腐敗的臭味。

(問) 「能否從展示的大塊豬肉分切出來？」通常肉販為了吸引顧客，都會把整塊較優質和新鮮的豬肉或豬骨展示出來。

(切) 手指按壓時有彈性，不黏手。

儲存：豬肉應置於低溫冷藏。

處理：

❶ 豬肉必須澈底煮熟。

❷ 豬肉變爽口的方法：可將豬肉（帶點肥肉）用滾水汆燙，然後放入冰塊中，使肉片急速冷卻 3 至 5 分鐘，再拿去調理，吃起來較爽口不膩。

❸ 不油膩的豬骨湯：可把煮好的豬骨湯先放入冰箱中冷藏 1 天，然後將凝固在湯汁表面的脂肪撈去，飲用前再加熱。這樣就可做出健康不油膩的豬骨湯了。

牛肉

(望) 新鮮的牛肉表面具光澤，精緻有彈性，其脂肪呈乳白色，肉呈粉紅色。

(聞) 淡淡的肉腥味，沒有腐敗的臭味。

(問) 「能否從展示的大塊的牛肉分切出來？」肉販為了吸引顧客，一般都會把整塊較優質和新鮮的牛肉或牛骨展示出來。另外，可問一下有沒有更好的牛肉存貨，因為天氣炎熱時，為保持牛肉彈性，肉販會把上好的牛肉放在冰櫃。

(切) 用手指按壓時有彈性，不黏手。

儲存：用紙巾將牛肉包起來，以吸收水分，再用保鮮膜或袋包覆以隔絕空氣，於 4 度以下冷藏。長期保存則應放入冷凍櫃，儘量於 1 個月內食用。

處理：

❶ 絞碎的絞肉含菌和變壞機會較高，應在購買當天內食用。另外，絞肉要充分揉捏才能使黏著力增加，讓肉質於煮熟後仍彈性可口。

❷ 減少肉質變粗的方法：不太早用鹽醃製，烹調時才再加鹽調味。烹調火候先大後細，可有效鎖住肉汁，並防止肉質變粗。

雞肉

(望) 新鮮雞肉呈淡粉紅色，沒有瘀斑。

(聞) 淡淡的肉腥味，沒有腐敗的臭味。

(問) 「（半隻開的）雞放了多久？」時間愈短愈好。

(切) 有彈性，皮肉緊緊黏在一起。

儲存：雞肉容易變質，應盡早放進冰箱保存或烹調食用。

處理：

❶ 建議去皮燙煮，翻面，再煮到中間變白即可。

❷ 雞肉嫩滑的好方法：先醃製調味雞肉，燙煮時，水溫不宜過高，煮熟後放入冰塊中，再進行風乾，肉質會特別嫩滑。

海產類

(望) 色澤鮮豔、腮為紅色、魚鱗完整，眼睛飽滿有光澤，不要選有凹陷的，不新鮮的魚眼珠呈混濁的白色或混有紅色。

(聞) 淡淡的魚味，沒有令人噁心的腥味。

(問) 「可以幫忙把鱗刮乾淨，並把內臟徹底處理乾淨嗎？」

(切) 按下去肉質有彈性，切片時，魚肉切口有光澤，沒有浮脹感。

儲存：購買鮮魚後，應馬上處理。用水洗淨鮮魚，去除魚鱗、鰓、內臟，並用保鮮膜或袋包起來，放進低溫保鮮格，以延長保存時間。深海的魚含水量較多，可加少量食鹽，保持魚肉緊實。

處理：帶魚等外皮上有一層螢光膜，必須用絲瓜布刷除，使皮呈現魚肉色後才可烹煮食用，但不要用刀或其他尖銳物品，以免刮傷魚肉。刷除螢光膜的魚不利於保鮮，建議儘快食用。

蝦類

望 蝦身表面光澤有透明感，蝦鬚完整，顏色未變。

聞 淡淡的海水味，沒有令人噁心的腐臭味。

問 （購買時）「能否將少量的水加入袋中？」這樣有助保持新鮮。

切 頭未鬆脫，有彈性，蝦肉不會出水。

儲存：購買後，立即烹調食用為佳。如不立即食用，就不要用水洗，應先剪去蝦鬚、蝦腳、抽去泥腸後再冷凍，可存放 1 至 2 天。

處理：抽泥腸：用牙籤從蝦頭下的第 2 節至第 3 節挑起，食指要按在牙籤上，才能完整將泥腸抽出。

蟹類

望 蟹眼要明亮，眨眼睛的速度要快。雄蟹腹部三角形蓋小而尖，雌蟹腹部三角形蓋大而寬，肚子形狀凸出者蟹黃較多。一般雄蟹較美味，而產卵後的雌蟹會變得不夠肥美，味道也變差。另外，大閘蟹肚子顏色帶有一點微黃，會較為肥美；青蟹要選較重，身體色澤光滑者。

聞 淡淡的海水味，沒有令人噁心的腐臭味。

問 「這是否水蟹？」水蟹味鮮甜，但肉質鬆散。

切 選蟹時輕壓肚子，有飽滿的感覺；蟹腳的殼要愈硬愈好。

儲存：應儘早食用。青蟹可於常溫中維持鮮活 3 至 5 天，大閘蟹則須蓋上濕毛巾，避免冰箱內冷風循環，約可冷藏 3 至 7 天不死。

處理：

❶ 螃蟹身上帶有很多細菌，食用前可用刷子仔細清洗，特別是蟹腳上的毛。

❷ 螃蟹必須徹底煮熟後食用。

❸ 冷凍蟹解凍後，淋上一點鹽與醋，然後汆燙，可去除冰箱的味道。

❹ 蒸蟹前可先浸泡冰水。蒸蟹的水溫由低至高，可確保蟹腳維持完整。

❺ 吃完螃蟹後，手上味道很重，可用檸檬水清洗，去除腥味。

貝類

望 新鮮貝殼一碰就會闔上。要挑選在水中殼微張開的文蛤，其水管會伸出的。

聞 淡淡的海水味，沒有令人噁心的腐臭味。

問 「吐砂了沒有？」

切 貝殼與貝殼互敲時，聲音清脆者較為新鮮。

處理：購買貝殼類海鮮後，放在鍋子中，在常溫和較暗的地方浸泡鹽水約 5 小時（水鹽比例為 20：1）。待吐砂後，再用清水沖洗擦乾淨即可烹調。

奶蛋類

一般建議選擇具光澤、完整及飽滿者為佳。

品種	選購要點	儲存期
雞蛋	在燈光下看見黑影，即舊蛋。打蛋時，新蛋的蛋黃是鼓起來，舊蛋的蛋黃是塌下來的。	保存時，氣室朝上，可冷藏約 2 週。
牛奶		開封後，仍必須密封保存，儘量在保存期限內飲用完畢。

豆類

選購要點：飽滿、顆粒整齊，無異味，表皮有光澤。

儲存期：放入開孔的塑膠袋中，並用紙袋包好，放進冰箱內保存。注意防蟲。

處理：

❶ 泡水一晚後再進行烹煮。

❷ 煮豆時不要一直開鍋蓋或攪拌，應待煮爛，再進行調味。

02 選購新鮮食材、正確儲存、處理得宜，才能吃得更安心

要吃得健康，除了設計合適的菜單，也應該要注意如何選購新鮮食材，並作出適當處理，以保持食材新鮮，減少營養喪失，並達到飲食衛生。以下提供了一些常見食材的選購要點、儲存和處理食物的知識，讓你可以吃得安心、食得健康。

常見食材一覽表

穀物類	蔬菜類					水果類
	莖葉類	花莖類	根莖類	果實類	菇類	
（綜合）	生菜 白菜 西洋菜 A菜 芥蘭 高麗菜 菜心 菠菜 蔥 空心菜	綠花椰 芥蘭頭 花椰菜	山藥 牛蒡 白蘿蔔 百合 西芹 芋頭 洋蔥 紅蘿蔔 番薯 筍 菱角 慈菇 蓮藕 蘆筍	冬瓜 黃瓜 南瓜 苦瓜 茄子 栗子 甜椒 番茄 玉米 節瓜 辣椒	香菇 蘑菇	木瓜 水蜜桃 石榴 西瓜 釋迦 哈密瓜 柿子 柚子 香蕉 桑椹 桃子 草莓 梨 棗子 鳳梨 楊桃 葡萄 榴槤 蓮霧 橙 龍眼 蘋果

肉類	海產類	奶蛋類	豆類
豬肉 牛肉 雞肉	魚類 蝦類 蟹類 貝類	雞蛋 牛奶	（綜合）

選購要點：用手拿起米，若沾了白粉就表示米已經變質。

儲存期：米容易氧化，不要混合多品種存放；應置於通風涼爽陰暗的地方，注意防潮防蟲。

處理：煮飯前先將米洗泡過，讓米充分地吸水。若煮飯的時間不夠時，可以用溫水煮飯加速米吸收水分。

以葉嫩、葉片堅挺完整，無變黃、凋萎或蟲口，莖葉均肥厚者為佳；菜花在含苞狀態，尚未開花者較嫩；葉片狹窄而修長且帶有油質感，放在手裡有柔軟感覺，其味道會較甜。

品種	選購要點	儲存期	處理
生菜	葉片鮮嫩呈青綠色，無枯黃、褐斑或斑點。	浸濕的生菜可存放2至3天，用布或廚房紙抹乾菜葉，裝入保鮮袋內，可保存較長時間。	切開根莖，撕開菜葉，放入清水浸20分鐘，再清洗數次。

品種	選購要點	儲存期	處理
白菜	梗短葉嫩，葉綠莖白，葉片堅挺完整而不枯萎。	浸濕後儘快食用，若沒有浸水，可放進保鮮袋，再裹上廚房紙巾或報紙，放置冰箱內冷藏，可保存時間較長。	小白菜易有泥沙藏於菜梗內，故需要浸泡較長時間，約20分鐘，然後將每塊葉片散開，仔細沖洗。
西洋菜	莖短而挺直飽滿，葉片濃密呈深綠色，無枯黃、斑點。	用半濕的廚房紙巾包裹，放在冰箱。不能久存。	西洋菜容易藏有水蛭，可用淡鹽水浸泡30分鐘，水蛭會蜷曲沉底，再用流水清洗數次。
A菜	葉色深綠而帶光澤，長度15公分左右，無斷裂，無黃葉或破葉。	用布或廚房紙巾抹乾菜葉，裝入保鮮袋內，直立放在冰箱，可保存較長時間。	將根部切除後，浸泡在水中10分鐘，再沖洗莖葉。
芥蘭	莖部粗幼適中，如莖部太粗，外皮粗硬，不夠嫩口。	儘快食用，可存放2至3天，否則會變老化和枯萎。	較老身的芥蘭，烹煮前可去掉莖皮，留下嫩葉和莖心部分食用。
高麗菜	顏色翠綠，大小軟硬適中，太大容易裂，太小表示未成熟。	無外葉保護的高麗菜最好放入冰箱冷藏，可存放5至7天。	可先切開再清洗，煮熟後用冷水沖洗，口感更爽脆。

品種	選購要點	儲存期	處理
菜心（芸薹）	莖部如食指般粗幼，葉柄貼近莖部。	保鮮袋封好後，可置冰箱內存放1週左右。	浸泡在水中約45分鐘，讓躲在裡面的小蟲浮出來，再進行沖洗。
菠菜	葉色深綠帶光澤；莖粗厚而短的品種，根莖鮮紅。	容易腐爛，宜儘快食用。用布或廚房紙巾抹乾菜葉後，裝入保鮮袋內，直立放在冰箱，可保存3天左右。	浸泡在水中約20分鐘，澈底沖洗葉莖。
蔥	白色部分緊實。蔥葉上愈多的白色蠟粉，表示蔥愈新鮮。蔥管壁黏液愈多表示味道愈鮮美。	易脫水乾燥，使口感不好，可用廚房紙巾或保鮮袋包好放入冰箱。	因泡過水的蔥葉尖會開始變黃，再轉為褐色，最後逐漸爛掉，所以蔥葉不宜泡水，並應在食用前才清洗。
空心菜	莖青綠色，薄脆，色澤光亮，不長鬚根。	莖容易折斷，葉面易變瘀色，最好當天食用。用保鮮袋封好，放於冰箱內，可保存約3天。	浸泡約10分鐘，不能太久，容易令菜葉腐爛。對於水生空心菜，須留意水蛭或蝸牛等生物。

花莖類

葉柄新鮮而密集，球莖充滿水分、花蕾茂密、尖銳繁密完整，大而不鬆散者為優質。避免花球過硬，表示過老。

品種	選購要點	儲存期	處理
綠花椰	青綠或深綠而不帶黃色，莖部不太硬，沒有乾裂的口，莖皮不枯乾。	須置陰涼處或冰箱儲存，否則花蕾容易變色或腐壞。放於冰箱內作短暫儲存，可保存3天左右。	可先切開或剝開沖洗，去掉莖衣，在水中浸泡約20分鐘，讓小蟲隨水浮出來。
芥蘭頭	外型球莖扁圓，底端葉梗未脫落，莖肉無紋狀，表皮有粉質者。	容易變老，不耐儲存。	沖洗後，削掉外皮，切薄片或厚片。
花椰菜	花球緊密細緻，花莖呈淡青色，無斑點，葉及莖無空心現象。	用保鮮紙包好置於冰箱內，可保存約1星期。	可先切開或剝開沖洗，浸泡於水中約20分鐘，再沖洗乾淨。

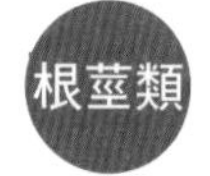

根莖類

建議選擇結實、較飽滿，沒有斑點的。

品種	選購要點	儲存期	處理
山藥	塊莖外觀完整，沒有外傷及缺口者品質較佳。根鬚量較少較為新鮮，水分較多，且看起來較堅硬的較好。	帶泥而完整的山藥，放在陰涼通風處，可保存1週。切開的山藥則須放在保鮮袋中，置於冰箱冷藏。	切塊後放入鹽水或開水浸泡，防止山藥變成褐色或黑色。
牛蒡	質柔軟而外形挺直，不要太粗或出現空洞。	帶泥的牛蒡用紙包好放入冰箱，可保存時間較長。	為保持口感，不要用刀鋒削皮，用刀背將皮刮掉即可。洗好的牛蒡容易變質，切好後應儘快泡水使用。
白蘿蔔	果體潔白、肥大飽滿、拿起來感覺很重、皮薄肉脆、多汁、沒有太多根孔、表皮沒有黑點。秋冬時，要選尾部看起來鈍的；春季則是選尾部看起來尖的。	用保鮮袋包好，置於冰箱內，可保存約5天左右，但時間長果體會變乾、變韌。	購買後，先把蘿蔔頂部的葉梗撕去，避免葉梗抽走蘿蔔的水分。
百合	百合瓣呈白色，大片而緊實。	用保鮮袋包好，置於冰箱內，可保存約7天。	分成一半後，一片片剝下，沖水洗淨。

品種	選購要點	儲存期	處理
西芹	根部較厚實，葉尖有光澤，芹身挺直。	放入保鮮袋，置於冰箱內，可保存約1星期。	可從根底部切下取出硬筋，口感更好。
芋頭	體型要肥大勻稱。切開時，肉質要白嫩，汁液要成粉質。	芋頭宜放在乾燥、陰涼、通風的地方，切忌置於濕冷的地方，否則會腐爛。	削芋頭時，要先戴上手套，否則沾到芋汁，可能會引起過敏。若不慎過敏，應立即用水沖洗，或用薑汁擦拭患處，或泡醋水。
洋蔥	表皮乾燥，飽滿堅硬，無斑點。頂尖部沒有發芽。	鮮洋蔥容易受損，擺放保存時不要壓壞。	切好以後泡水可以緩和辣味。
紅蘿蔔	表面顏色光潤，沒有凹陷。	用保鮮紙包好置於冰箱內，可保存約5天左右。	靠近皮的地方含胡蘿蔔素較多，因此削皮的時候不要削太厚。
番薯	表面光滑、堅硬、有光澤。如果有黑斑，可能變質。	適宜存放在乾燥的地方，防止發芽。若密封，可儲存約1年。	可以連皮一起焗，但必須徹底洗淨。

品種	選購要點	儲存期	處理
筍	外形短而粗，根部充滿水分。根部紅色斑點較多者，肉質會較老。	煮過以後放進水裡，再放入冰箱冷藏，每天換水，可放 4 天左右。	由於根部較硬，尖部較軟嫩，烹調時可分開處理。
菱角	挑選全黑、兩端尖、中間突出的菱角。用手按壓，愈硬愈好。不要挑選出現紅色的菱角，成熟不足。	帶殼菱角放進冰箱冷藏，可保存 1 週；去殼菱角仁最好放進保鮮袋內，置於冰箱冷藏，可保存 2 天。	帶殼菱角煮熟後取仁。
慈菇	顏色有光澤，芽尖部分緊實。	放進保鮮袋，置於冰箱內，可保存約 4 天。	芽去外皮，從底部切下，將芽連著的根部剝下，剝皮，泡水約 30 分鐘，再用洗米水汆燙，可去除澀味。
蓮藕	外皮選色黃無異味，通氣孔較大者為佳。藕節與藕節之間的間距愈長，表示蓮藕的成熟度愈高。較粗短的藕節口感較好。	沒有濕泥的蓮藕通常已經處理過，不耐保存。帶有濕泥的蓮藕較好保存，可置於陰涼處，保存時間約 1 週。	蓮藕可連皮吃。蓮藕削皮後，切口會變黑，可浸醋水減輕情況。切片的蓮藕入川燙後放進冰箱冷藏，口感較脆，適合涼拌。
蘆筍	外表顏色鮮潤，筍尖緊實，以中小等級味道較好。	較難保鮮存放，買回來後應立刻食用。	去除根部較硬的部位時，可以從折斷的位置開始食用。

一般建議選擇有光澤、結實、較飽滿者。完整無缺，無撞壞、凹陷、皮損、斑點、皺皮、乾燥等情況者為佳。

品種	選購要點	儲存期	處理
冬瓜	身重而肉厚，瓜皮有均勻灰白果粉者為佳。	在陰涼通風處可長時間保存，但時間長的話，肉質會萎縮。	用水稍微沖洗，切除外皮和瓜瓤後烹調，也可連皮烹煮食用。
黃瓜	成熟的黃瓜呈深綠色，表皮有刺突，瓜質堅挺飽滿。若瓜質軟塌或果皮起皺紋，失去光澤，說明已失水分，不夠新鮮。	可用紙包裹，放在陰涼處保存，或用保鮮紙密封後置於冰箱內，保存1週。	可削掉部分表皮或全皮後烹調。生吃必須澈底清洗乾淨，並再用煮過的水沖洗。
南瓜	瓜體完整，拿起來覺得重，果蒂未乾縮者為佳。成熟南瓜為紅或金黃色，瓜皮堅硬，果粉明顯，但不同品種的揀選會稍有分別。	十分耐存，放在陰涼地方，可達2至3個月不變質。已切開的南瓜，應先取走種子，再以保鮮紙包好，於冰箱存放，約可保存2星期左右。	因南瓜皮硬，蟲害比較少，所以只要沖洗後用刨削皮，挖走果瓤和種子便可。

品種	選購要點	儲存期	處理
苦瓜	瓜身飽滿渾圓，實而挺身，有光澤，瓜蒂堅挺，肉刺圓潤為佳。一般來說，顏色愈深綠的苦瓜愈苦澀，白苦瓜較不苦澀。	用保鮮袋包起，置放於冰箱冷藏，可保存約1星期左右。	欲減少苦味，可先用以沸水汆燙，再放入冰水冷浸；或於淡鹽水中浸5至10分鐘後，切成薄片，用少許鹽擦洗和沖水，然後才作烹調。
茄子	皮薄有光澤，蒂青綠色，瓜身飽滿硬挺，輕搖瓜身時，柔軟而有彈力為佳。顏色愈深者愈嫩。	用保鮮袋封好置於冰箱中，可存放約1星期。	浸泡在水中10分鐘，用水清洗表面。
栗子	栗殼顏色呈淺黃褐色而光亮，若變黑或黴色表示受潮變質。栗子表面粗糙者，肉質較甜。	生栗子存放時間較長，若不立刻食用，連殼置入保鮮袋，放進冰箱冷藏，可存放1個月；剝殼後的栗肉則只能保存2週左右。	食用前沖洗時，將栗子浸在水中，若浮上水面表示劣質。
甜椒	飽滿均勻，有光澤，身重而肉厚者較佳。變壞後，甜椒內的種子會發黑，不宜食用。	遇濕容易變軟和腐壞，故存放在冰箱冷藏時，可先用紙裹好，再包上保鮮紙。	蒂部凹陷處容易藏污，應去蒂沖洗。

品種	選購要點	儲存期	處理
番茄	果體圓大光澤且有蒂，果形完整而沒有皮損或萎縮，肉質結實。	成熟的番茄，用保鮮袋封好置於冰箱中，可保存約1星期左右。未完全成熟的番茄，置於室溫下，可貯存約2星期左右。	浸泡在水中10分鐘，並用水清洗表面。
玉米	顆粒飽滿、顏色光潤，排列平整 ，留意玉米尖端部分是否有變黑，可能會有蟲洞。	一般可以放在冰箱裡儲存三天，連皮保存時間較長。	可連皮、鬚一起煮，也可以去皮，去鬚煮。用來煮熟玉米的水可以喝，具有清熱利尿的作用。
節瓜	瓜身圓潤而有青翠光澤，瓜皮充滿茂密茸毛，果身大小均勻，附有枯萎的瓜花更佳。	置於陰涼通風處，可保存1星期左右。	為保持口感，表皮用刀背輕輕刮去，再用水沖洗便可。
辣椒	表皮有光澤而呈鮮紅色，梗青綠，肉質結實不皺皮者較新鮮。	用保鮮紙封好後置於冰箱內，可保存1星期以上。若置乾爽地方風乾，耐存時間更長。	辣椒的果蒂較辛辣，若怕辣味，可去掉果蒂後，在流水下沖洗乾淨才使用。

菇類

一般建議選擇具光澤、完整及飽滿者為佳。

品種	選購要點	儲存期	處理
香菇	淺褐色，有光澤，圓形呈傘狀，清香。	若香菇顏色較深，重量變重，表示採收前澆水過多，會容易腐爛，保存期不長。	烹調前以清水沖洗即可。
蘑菇	菇身帶有一點黃褐色，拿起來較輕，氣味清香，沒有灑過水的為佳。	經過灑水或清洗的蘑菇，菇傘及菇頭會變黃且易爛，應盡快食用。	烹調前以清水沖洗即可。

水果類

品種	選購要點	儲存期	處理
木瓜	以果形完整，飽滿，無皮損，無斑點為佳。半熟的木瓜堅挺而有彈性，肉質較軟滑、可口。成熟的木瓜皮質較軟，肉質較軟爛，果核較多，味道較甜。	常溫下能儲存3天左右，建議儘快食用已成熟的木瓜。	較生的木瓜可煮湯或入菜。成熟的木瓜可以生吃，先去皮，然後剖開，去籽，切片，便可食用。
水蜜桃	果實愈飽滿、沉重，表面絨毛愈多，表示愈新鮮。果香濃度愈高，甜度愈高。未成熟的水蜜桃蒂頭為淡綠色，成熟時會轉為淡黃色。	將頂部朝上存放於室溫通風的地方即可。用紙巾包裹後放在冰箱裡，可延長保鮮時間。	用刀去皮食用，亦可用鹽搓洗絨毛後，連皮一起吃。另外，當水蜜桃放至全軟時，可從表皮插入吸管，將半溶的果肉和果汁一起吸入口中。
石榴	果殼顏色鮮紅，有光澤，無皮損，果臍適度展開者為佳。	避免果實失去水分，可用紙包住放入冰箱冷藏，存放約5天。	將石榴剖成兩半，浸在清水中，會較容易剝出果粒。

品種	選購要點	儲存期	處理
西瓜	瓜皮紋路清晰、分明，果紋較寬代表西瓜成熟度夠，甜度較佳。愈重的西瓜水分愈多。敲起來聲音清脆，瓜形完整堅硬飽滿的西瓜，代表生長良好。瓜柄為青綠色的，代表較新鮮，味道較好。果柄脫落或乾枯的西瓜，可能存放已久。	因為西瓜水分多、甜度佳，容易變質，所以切開後不要長時間放置，最好立即吃完。即使包了保鮮膜，放在冰箱裡也最好不要存放太久。冰過以後可增加甜度。	從兩條果紋中間下刀切開，切出來的西瓜面比較少籽。
釋迦	果皮顏色黃綠，表面果粉多，果瓣大，紋路深，拿起來覺得重，外皮捏起來硬，果型圓潤無缺者為佳。按壓時感到變軟，表面裂紋微張，深處淺黃色顯露即可食用。	未成熟者，可在果皮上灑水，包上紙或布即可儲存。	過生未軟化的釋迦不要直接放冰箱，否則會容易變黑。

品種	選購要點	儲存期	處理
哈密瓜	紋路多而整齊，尾端紋較少，有彈性者為佳。	宜放在室內陰涼的地方，待瓜熟以後再冰凍，增加甜度。	尾部香味濃郁，沖洗後即可食用。
柿子	色紅，有光澤和彈性。果蒂還在的柿子較新鮮。靠近蒂或籽的部位愈甜。	用紙包起來放進冰箱保存，可保存1個月左右。	用水沖洗乾淨。成熟較軟的柿子可用手剝開，較生的柿子則可用刀除皮。
柚子	果皮轉黃表示已消水，此時果肉漸軟。柚子底部有大圓形的果臍，甜度較高。按壓柚子底部較硬者會有澀味，較軟者則會較甜。若大小差不多，則愈重的品質愈好。	可用指甲輕輕在柚子皮上劃一道痕跡，若噴灑出油脂代表尚未消水，要再放1週左右，若無油脂，則可立即食用。	用水果刀切開頂端，在柚皮上輕輕劃出痕，再用大拇指以順勢而下，兩手向外施力的方式，在果皮裂縫的兩端將果皮剝開。

品種	選購要點	儲存期	處理
香蕉	生的香蕉顏色鮮黃，沒有黑斑，表皮光滑潤澤；成熟的香蕉顏色深黃，有褐色斑點；過熟的香蕉，質軟，有黑斑。最好完整一串購買，不要強力撕開，以免損傷蕉體。	最佳預防過熟變黑的方法是將整串香蕉掛在陰涼的地方，可存放4天左右。不應放冰箱內，因溫度太低會使香蕉凍壞，讓蕉皮變黑。	為易於搬運及儲藏，香蕉7至8成熟時便會被收採，故購買後未必能即時食用。不妨把整串香蕉放在塑膠袋內，以加快成熟時間。
桑椹	要選黑紅色，有光澤，乾濕適中的。因太潮濕表示可能已經腐爛，太乾則表示不新鮮。	容易變壞，不耐儲存，最好即摘即吃，最多只可放1至2天。	用清水慢慢地清洗，即可進食。應注意，果汁沾上衣服後，不易洗脫。
桃子	成熟的桃呈粉紅色，沒有傷痕，質軟，香味濃郁。	宜放在室內陰涼的地方。不應放冰箱，太冷會使鮮味改變。	成熟的桃子可用手撕開，原汁原味。較生的桃子可用刀去皮。
草莓	果蒂緊實，飽滿有光澤，深紅色。	冷凍保存可增加甜度。	用鹽水洗後再吃，會更覺得清甜。

品種	選購要點	儲存期	處理
梨	梨柄的附近變軟即可食用。選擇果型圓潤完整，無皮損缺口、黑點或凹陷者。拿起來感覺較重的梨，表示水分充足。	可直接不拆封套放入冰箱冷藏，蒂向上擺放，可保存1個月左右。	用水沖洗乾淨即可食用。
棗子	粉綠色棗子，口感較甜。過熟的棗子呈現乳黃色，甚至為黃褐色，表皮缺乏光澤，果肉粗鬆。	碰水會縮短保存時間，應直接放入冰箱，可保存放約2星期。	食用前沖洗乾淨即可。
鳳梨	外表橢圓，大小均勻、芽眼少，散發果香。	成熟的鳳梨不能久放，宜立即食用。整個放入冰箱，可保存約1週。	把鳳梨切成塊或片狀後，放在鹽水中浸泡，可有助防止進食後出現過敏症狀。
楊桃	果實有對稱的五角形為佳品，避免選擇有瘀痕、蟲咬或邊緣變軟、色黑的楊桃。	宜於冰箱儲存，可存放約4天左右。	洗淨後食用。為增強口感，可切除邊緣和中心的部分。

品種	選購要點	儲存期	處理
葡萄	新鮮的外皮會附著果粉，飽滿，有光澤，大小均勻，柄呈綠色。	成熟的葡萄不能久放，宜立即食用，以免脫水，引致皺紋，影響口感。可先用紙或保鮮袋包好，存放冰箱，延長保存時間。	容易殘留農藥，要用水澈底沖洗乾淨。
榴槤	呈淡黃或金黃色，果實連果柄，尾端氣味重，榴槤刺按壓堅硬，輕敲榴槤外殼聲音鬆散者為新鮮，果瓣飽滿、肥厚，每瓣大小均勻較佳。	未完全成熟者，可用報紙包覆，置於冰箱出風口，利用熱氣助其成熟，約 1 至 2 天即可食用。若已成熟，可將榴槤剖開，挖出果肉，置於塑膠袋或保鮮盒中，可冷藏存放 2 至 3 天。	沿尾端至果柄間直線劃上一刀，深度約 1 至 1.5 公分左右，然後用雙手將榴槤一開為二，自分為兩半的榴槤用力往下壓，分為數個果瓣。
蓮霧	愈深紅愈甜，表面有光澤，果身硬較新鮮。果臍部愈開，成熟度愈足，甜度愈高。	用紙包覆，放入食物袋中，置於冷藏室，可存放 1 週。	冰過的蓮霧風味更好。

品種	選購要點	儲存期	處理
橙	果身圓潤，拿起來感覺較重，有光澤。蒂頭青綠者，新鮮度較佳。皮厚者水分不足。	不要用水沖洗，否則會縮短保存時間。	用紙包裹，放置冰箱，可保留水分，延長保存時間。
龍眼	外表圓潤，手感較硬，連葉帶枝者較好。	肉質易變，不耐保存，建議儘快食用。儲存前不宜清洗。	龍眼可連殼曬乾成龍眼乾。
蘋果	外表堅實，拿起來時感覺較重，底部較開者，甜度較高。如外表有黑點，或遭蟲咬，容易有果心爛的問題。	蘋果直接冷藏，會脫水而致酥化，影響口感，可先用紙或保鮮袋包好，存放冰箱，延長保存時間。	蘋果切開後，可立刻泡鹽水，避免因氧化而變成褐色。

03 12 個月的體格變化記錄表

開始時間：＿＿＿年＿＿＿月＿＿＿日

月份	主型體格	次型體格	次型體格	次型體格	次型體格
第一個月					
第二個月					
第三個月					
第四個月					
第五個月					
第六個月					
第七個月					
第八個月					
第九個月					
第十個月					
第十一個月					
第十二個月					

說明：❶ 本記錄表可做為個人體格變化參考用，讓自己可以依照記錄改變飲食習慣。

❷ 可影印使用，以增加方便性。

❸ 若執行飲食比例食療法一年（確切時間要請醫生確認），體格還是沒有改變，建議重新調整或檢視自己的飲食和生活習慣、心理狀態等，以找出無法改善的原因。

範例：

我的比例食療法

記錄時間：2018 年 11 月 10 日

我的體質是氣虛體質＋陰虛體質

我的飲食有營比例尺＝ 2.38：5.38：2.23

我的飲食有營比例尺

寒/涼	寒/涼	平	平	平	平	平	平	溫/熱	溫/熱
2.38		：		5.38			：	2.23	

適合我的烹調方法

體格	燉	燜	煨	蒸	煮	熬	炒	炸	燒	爆	溜	涼拌	熗	醃	凍	滷	烤
氣虛	○	○	○	○	○	○	○	○	○	○	○	×	○	○	×	○	○
陰虛	○	×	×	○	○	○	×	×	×	○	○	○	×	○	○	×	×

記錄

記錄時間：＿＿＿＿年＿＿＿＿月＿＿＿＿日

我的體格是＿＿＿＿體質＋＿＿＿＿體質＋＿＿＿＿體質

（若為單純體質則只需記錄第一個）

我的飲食有營比例尺

適合我的烹調方法

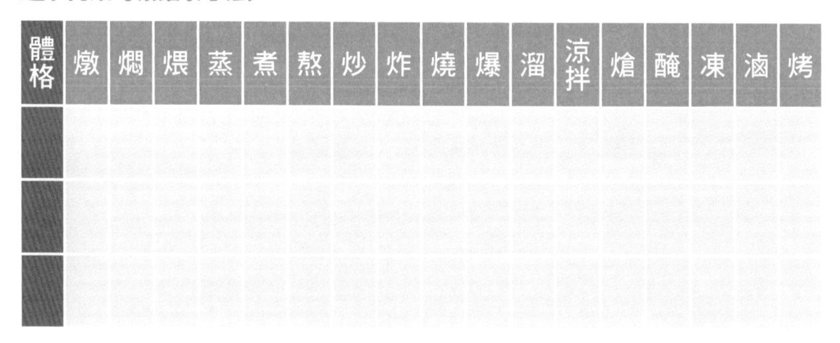

體格	燉	燜	煨	蒸	煮	熬	炒	炸	燒	爆	溜	涼拌	熗	醃	凍	滷	烤

說明：❶ 請參考本書第三章的比例食療法計算方式，依照自己的體格算出適合自己的飲食四性比例食療法，並配合比例尺的性味，調整自己的飲食內容和比例。

❷ 記錄時，建議可用三種不同顏色的色筆將食物的性味比例畫出，更方便確認自己可以吃的性味比例。

❸ 建議影印後填寫並放置於皮包或記事本中隨身攜帶，以確實記錄、查詢自己的飲食療法、適合的烹調方式等。

❹ 若執行飲食比例食療法一年（確切時間要請醫生確認），健康狀況還是沒有改善，建議重新調整或檢視自己的飲食和生活習慣、心理狀態等，以找出無法改善的原因。

性味・治・宜忌

食物表

穀麥硬果類 / 蔬菜類 / 水果類 / 禽肉類 / 畜肉類 / 水產類 / 奶蛋類 / 其他類 / 調味料

備註：本書資料來自中藥大辭典、綱目拾遺、隨思居飲食譜、海藻本草、得配束草、馮氏錦囊、開本草、外科全升集、隨意居飲食譜學，並滙集醫師們的臨床經驗，集結而成。

穀麥硬果類

食物名稱	性味	歸經	功效	主治	宜忌
平性					
巴旦杏仁（甜杏仁）	甘，平。	歸肺經。	潤肺化痰，下氣止咳。	虛勞咳喘，心腹滿悶。	寒濕痰飲咳嗽，脾虛泄瀉者禁服。
白果（銀杏）	甘，苦，澀，平，有毒。	歸肺，腎經。	斂肺定喘，止帶，縮尿。	哮喘痰嗽，白帶過多，小便混濁色白，遺精，尿頻，無名腫毒，癬瘡。	過量可致中毒。有實邪者禁服。
白脂麻（白芝麻）	甘，平。	/	補虛，潤燥，滑腸。	疲勞過度引起之身體虛弱，腸燥便秘，小兒頭瘡。	不宜過量，以免腹瀉。
向日葵子（葵子，葵瓜子）	甘，平。	歸脾，肺經	透疹，止痢，透膿。	疹發不透，血痢。	/
米皮糠（米糠）	甘，平。	歸胃，大腸經	開胃，下氣，消積。	吞咽不利，反胃，腳氣。	/
西瓜子仁（瓜子）	甘，平。	歸肺，大腸經	清肺化痰，和胃潤腸。	久嗽，咯血，便秘。	脾虛痰濕者不宜多食。

穀麥硬果類

食物名稱	性味	歸經	功效	主治	宜忌
亞麻子（亞麻籽）	甘，平。	歸肝，肺，大腸經。	養血祛風，潤腸通便。	治痲風，皮膚乾燥瘙癢，脂溢性脫髮，瘡瘍濕疹，燙火傷，腸燥便秘，咳嗽氣喘。	大便滑泄者禁用，孕婦慎服。
芡實	甘，澀，平。	歸脾，腎經。	固腎澀精，補脾止瀉。	遺精，小便混濁色白，白帶過多，小便失禁，大便泄瀉。	大小便不利者禁服；食滯不化者慎服。
花生衣	甘，苦，澀，平。	/	止血，散瘀，消腫。	各種出血性疾病。	/
花豆（花柳豆，紅花豆）	甘，平。	歸脾，胃經。	健脾祛濕。	水腫病，腳氣病。	/
南瓜子	甘，平。	歸大腸經。	殺蟲，下乳，利水消腫。	絛蟲、蛔蟲、血吸蟲、鉤蟲、蟯蟲病，產後缺乳，產後手足浮腫，百日咳，痔瘡。	/
扁豆	甘，淡，平。	歸脾，胃經。	健脾，化濕，消暑。	脾虛生濕，食少便溏，白帶過多，暑濕吐瀉，煩渴胸悶。	不宜多食，以免壅氣傷脾，引起胃脘脹悶。
柏子仁	甘，平。	歸心，腎，大腸經。	養心安神，收斂止汗，潤腸通便。	驚悸怔忡，失眠健忘，盜汗，腸燥便秘。	便溏及痰多者慎服。

穀麥硬果類

食物名稱	性味	歸經	功效	主治	宜忌
紅豆（赤豆，小豆）	甘，平，無毒。	/	消熱毒，止腹瀉，利小便，除脹滿消渴，催乳汁。	水腫，瘡瘍癰腫和膿血。	/
栗子	甘，微鹹，平。	歸脾，腎經。	益氣健脾，補腎強筋，活血止血。	脾虛泄瀉，反胃嘔吐，腳膝酸軟，跌打腫痛，瘰火核，吐血，鼻血，便血。	食積停滯，胃腹脹滿痞悶者禁服。
雀麥（燕麥）	甘，平，無毒。	/	止汗，催產。	汗出不止，難產。	/
麥芽	甘，平。	歸脾，胃經	消食化積，回乳。	食積，腹滿泄瀉，噁心嘔吐，食慾不振，乳汁鬱積，乳房脹痛。	婦女哺乳期禁服，孕婦，無積滯者慎服。
飯豆（眉豆）	甘，鹹，平。	歸脾，腎經。	補中益氣，健脾益腎。	脾腎虛損，水腫。	/
黃豆	甘，平。	歸脾，胃，大腸經。	健脾消積，利水消腫。	食積瀉痢，腹脹伴食慾不振，脾虛水腫，瘡瘍腫毒，外傷出血。	內服不宜過量。
黃粱米（黃米）	甘，平。	歸脾，胃經。	和胃，利濕。	霍亂，嘔吐，泄痢，風濕痹痛。	/

穀麥硬果類

食物名稱	性味	歸經	功效	主治	宜忌
黑大豆	甘，平。	歸脾，腎經。	活血利水，祛風解毒，健脾益腎。	水腫，黃疸，腳氣，風痹筋攣，產後生風，腎虛腰痛，遺尿，癰腫瘡毒，藥物或食物中毒。	脾虛腹脹，腸滑泄瀉者慎服。
黑米	甘，平。	歸脾，胃經。	健脾益胃，益氣活血。	產後血虛，病後體虛，年少鬚髮早白，食慾不振，脾胃虛弱等症。	消化不良者慎食。
黑脂麻（黑芝麻）	甘，平。	歸肝，脾，腎經。	養血益精，潤腸通便。	肝腎精血不足所致的頭暈耳鳴，腰腳痿軟，鬚髮早白，肌膚乾燥，腸燥便秘，婦人乳少，癰瘡濕疹，小兒瘀火核，燙火傷，痔瘡。	/
粳米（香港常用：白米）	甘，平。	歸脾，胃，肺經。	補氣健脾，除煩渴，止瀉痢。	脾胃氣虛，食少納呆，倦怠乏力，心煩口渴，瀉下痢疾。	新熟者動氣，常食乾飯，令人熱中，唇口乾；不可和蒼耳食之，令人卒人痛；不可與馬肉同食之，發痼疾。
腰果	甘，平。	歸脾，胃，腎經。	健脾補腎，補腦養血，止久渴。	食慾不振，皮膚乾燥，視力模糊或下降，腰膝酸軟。	/

穀麥硬果類

食物名稱	性味	歸經	功效	主治	宜忌
落花生（花生）	甘，平。	歸脾，肺經。	健脾養胃，潤肺化痰。	脾虛反胃，乳婦奶少，腳氣，肺潤咳嗽，大便燥結。	腸滑便泄者慎服，不宜多食。
榛子	甘，平。	歸脾，胃經。	健脾和胃，潤肺止咳。	病後體弱，脾虛泄瀉，食慾不振，咳嗽。	/
榧子	甘，澀，平。	歸大腸，胃，肺經。	殺蟲消積，潤燥止咳。	腸道寄生蟲病，小兒營養不良，肺燥咳嗽，腸燥便秘，痔瘡。	脾虛泄瀉及腸滑大便不實者慎服。
鳳眼果	甘，平。	歸胃，大腸，小腸經。	和胃消食，解毒殺蟲。	翻胃吐食，蟲積腹痛，疝痛，小兒爛頭瘍。	脾虛便泄者禁服。
穀芽（稻芽）	甘，平。	歸脾，胃經。	消食化積，健脾開胃。	食積停滯，胃脹泄瀉，脾虛食少，腳氣浮腫。	胃下垂者忌用。
蓮子	甘，澀，平。	歸脾，腎，心經。	補脾止瀉，益腎固精。	脾虛久瀉，腎虛遺精、滑泄，小便失禁，婦人經量過多，白帶過多，心神不寧，驚悸，失眠。	胃腹痞脹，大便燥結者禁服。
蓮子衣	澀，微苦，平。	歸心，脾經。	收澀止血。	吐血，鼻血，二便出血。	/

穀麥硬果類

食物名稱	性味	歸經	功效	主治	宜忌
燕麥草	甘，平。	/	收斂止血，固表止汗。	吐血，便血，血崩，自汗，盜汗，白帶過多。	/
糙米	甘，平。	歸脾，胃經。	健脾益胃。	食慾不振，泄瀉。	消化不良者慎食。
鍋焦（鍋粑，飯焦）	苦，甘，平。	/	補氣運脾，消食，止泄瀉。	/	/
饅頭	甘，平，無毒。	歸脾，胃經。	消食，養脾胃，溫中化滞，益氣和血，止汗。	/	/
蠶豆	甘，微辛，平。	歸脾，胃經。	健脾利濕，解毒消腫。	吞咽不利伴胃腹脹滿，水腫，瘡毒。	內服不宜過量，過量易致食積腹脹；對本品過敏（如G6PD患者）者禁服。
涼性，微寒，寒性					
大麥	甘，涼。	歸脾，腎經。	健脾和胃，利水。	腹脹，食滞泄瀉，小便不利。	大麥初熟，人多炒食，此物有火，能生熱病。
小麥粉（麵粉）	甘，涼，無毒。	歸肺，心包，肝，脾經。	補中益氣，和五臟，調經絡。	癰腫發背，無名腫毒，初發焮熱未破者，燙火傷。	/

穀麥硬果類

食物名稱	性味	歸經	功效	主治	宜忌
粟米（香港常用：小米）	甘，鹹，涼。	歸腎，脾，胃經。	和胃，益腎，除熱，解毒。	脾胃虛熱，反胃嘔吐，腹滿食少，消渴，瀉痢，燙火傷。	與杏仁同食，令人吐瀉。
麵筋	甘，涼。	/	和胃，解熱，止煩渴。	/	/
小麥	甘，微寒。	歸心，脾經。	養心，除熱，止渴，斂汗，泄瀉，癰腫，外傷出血。	更年期綜合症，煩熱，虛汗，消渴。	脾胃濕熱者慎服。
赤小豆	甘，酸，微寒。	歸心，小腸，脾經。	利水消腫退黃，清熱解毒消癰。	水腫，腳氣，黃疸，淋病，便血，腫毒瘡瘍，癬疹。	陰虛津傷者慎用，過量可滲利傷津。
秫米（糯粟，黃米）	甘，微寒。	歸肺，胃，大腸經。	祛風除濕，和胃安神，解毒斂瘡。	瘧疾寒熱，筋骨攣急，泄瀉痢疾，夜寐不安，腫毒，漆瘡，凍瘡，犬咬傷。	壅五臟氣，動風，不可常食。
薏苡仁（薏米）	甘，淡，微寒。	歸脾，胃，肺經。	利濕健脾，舒筋除痹，清熱排膿。	水腫，腳氣，小便淋瀝，泄瀉，白帶過多，風濕痹痛，筋脈拘攣，肺癰，腸癰，扁平疣。	脾虛無濕，大便燥結及孕婦慎服。
大麥苗（大麥草）	甘，辛，寒。	歸脾，腎經。	利小便，治諸黃。	冬季面目手足皸裂，煮汁洗之。	/
小麥苗（小麥草）	辛，寒，無毒。	歸心，小腸經。	除煩熱，退黃疸，解酒毒。	黃疸，目黃。	/

穀麥硬果類

食物名稱	性味	歸經	功效	主治	宜忌
綠豆	甘，寒。	歸心，肝，胃經。	清熱，消暑，利水，解毒。	暑熱煩渴，感冒發熱，霍亂吐瀉，痰熱哮喘，頭痛目赤，口舌生瘡，水腫尿少，瘡瘍癰腫，風疹丹毒，藥物及食物中毒。	藥用不可去皮，脾胃虛寒滑泄者慎服。
蕎麥	甘，微酸，寒。	歸脾，胃，大腸經。	健脾消積，下氣寬腸，解毒斂瘡。	腸胃積滯，泄瀉，痢疾，絞腸痧，白帶過多，小便混濁色白，自汗，盜汗，皰疹，丹毒，癰疽，瘰火核，燙火傷。	不宜久服。脾胃虛寒者禁服。
微溫，溫性，熱性					
杏仁（北杏，南杏）	苦，微溫，小毒。	歸肺，大腸經。	降氣化痰，止咳平喘，潤腸通便。	外感咳嗽喘悶，腸燥便秘。	陰虛咳嗽及大便溏瀉者禁服，嬰兒慎服。
海松子（松子）	甘，微溫。	歸肝，肺，大腸。	潤燥，養血，驅風。	肺燥乾咳，大便虛秘，風邪引起之頭暈或關節疼痛。	/
黍米	甘，微溫。	歸肺，脾，胃，大腸經。	益氣補中，除煩止渴。	煩渴，瀉痢，吐逆，咳嗽，胃痛，小兒鵝口瘡，瘡癰，燙傷。	不宜過量。

穀麥硬果類

食物名稱	性味	歸經	功效	主治	宜忌
胡桃仁（合桃，核桃）	甘，澀，溫。	歸腎，肝，肺經。	補腎益精，溫肺定喘，潤腸通便。	腰痛腳弱，尿頻遺尿，陽痿，遺精，久咳喘促，腸燥便秘，泌尿系統結石，瘡瘍，痰火核。	痰火積熱，陰虛火旺，大便溏泄者禁服。
山核桃仁（碧根果，長壽果）	甘，溫。	/	滋潤補養。	腰痛。	/
西谷米	甘，溫。	/	健脾，化痰，補肺。	脾胃虛弱，消化不良。	糖尿病患者不宜多食。
紅米	甘，溫。	/	/	營養不良，夜盲症，腳氣病，疲勞，精神不振，失眠。	/
高粱	甘，澀，溫。	歸脾，胃，肺經。	健脾止瀉，化痰安神。	脾虛泄瀉，霍亂，消化不良，痰濕咳嗽，失眠多夢。	/
野麥子	甘，溫，無毒。	/	/	虛汗不止。	/
無名子（開心果）	辛，澀，溫，無毒。	/	溫腎，暖脾。	腎虛腰冷，陽痿，脾虛冷痢。	/
糯米	甘，溫。	歸脾，胃，肺經。	補中益氣，健脾止瀉，收斂止汗，解毒。	脾胃虛寒泄瀉，霍亂吐逆，消渴尿多，自汗，痘瘡，痔瘡。	濕熱痰火及脾滯者禁服，小兒不宜多食。

蔬菜類

食物名稱	性味	歸經	功效	主治	宜忌
平性					
大榆蘑	甘，平。	歸脾，大腸經。	滋補強壯，止痢。	虛弱痿症，痢疾，肺氣腫。	/
山藥	甘，平。	歸脾，肺，腎經。	補脾，養肺，固腎，益精。	脾虛泄瀉，食少浮腫，肺虛咳喘，消渴，遺精，帶下，腎虛尿頻，外用治癰腫，瘰癧。	濕盛中滿或有實邪，積滯者禁服。
牛大力	甘，苦，平。	/	補肺滋腎，舒筋活絡。	肺虛咳嗽，咳血，腎虛腰膝酸痛，遺精，白帶，風濕痹痛，跌打損傷。	/
玉蜀黍（粟米，玉米）	甘，平。	歸胃，大腸經。	開胃，利尿。	食慾不振，小便不利，水腫，消渴，尿路結石。	久食則助濕損胃，鮮者助濕生蟲，尤不宜多食。
甘薯（番薯，地瓜，紅薯）	甘，平，無毒。	/	補虛乏，益氣力，健脾胃，強腎陰，功同薯蕷。	/	不可與柿子同食，易形成胃結石。
甘藍（洋白菜，捲心菜，包心菜，高麗菜等）	甘，平。	歸肝，胃經。	清利濕熱，止痛，益腎通絡。	黃疸，胃脘脹痛，關節不利。	/
石刁柏	微甘，平。	/	清熱利濕。	銀屑病，肝炎。銀屑病，肝炎。	/
羊肚菌	甘，平。	/	益腸胃，化痰理氣。	消化不良，痰多氣短。	/

蔬菜類

食物名稱	性味	歸經	功效	主治	宜忌
羽衣甘藍（綠葉甘藍，牡丹菜，葉牡丹）	甘，平。	歸胃，大腸經。	健脾和胃，通便。	便秘。	/
西葫蘆（翠玉瓜）	甘，平。	/	清熱利尿，除煩止渴，潤肺止咳，消腫散結。	可用於輔助治療水腫腹脹，煩渴，瘡毒等症。	脾胃虛寒的人應少吃。不宜生吃。
西蘭花（綠花椰）	甘，平。	歸腎，脾，胃經。	補脾和胃，潤肺，止咳。	久病體虛，脾胃虛弱證。	/
佛手瓜（合掌瓜）	甘，平。	/	理氣和中，疏肝止咳。利尿。	消化不良，胸悶氣脹，嘔吐，肝胃氣痛，咳嗽多痰。	陰虛內熱者和體質虛弱的人應少食。
芋頭（芋艿，毛芋）	甘，辛，平。	歸胃經。	健脾補虛，散結解毒。	脾胃虛弱，納少乏力，消渴，瘰癧，腹中癖塊，腫毒，贅疣，雞眼，疥癬，燙火傷。	過量進食易滯氣困脾。
京水菜	甘，平。	/	助消化，促食慾。	/	/
南瓜（倭瓜，番瓜）	甘，平。	歸肺，脾．胃經。	解毒消腫。	肺癰，哮證，癰腫，燙傷，毒蜂螫傷。	氣滯濕阻者禁服。

蔬菜類

食物名稱	性味	歸經	功效	主治	宜忌
珍珠菜	苦，辛，平。	/	清熱利濕，活血散瘀，解毒消癰。	水腫，熱淋，黃疸，痢疾，風濕熱痹，帶下，經閉，跌打，骨折，外傷出血，乳癰，疔瘡，蛇咬傷。	/
胡蘿蔔（甘筍）	甘，辛，平。	歸肺，肝，脾經。	健脾和中，滋肝明目，化痰止咳，清熱解毒。	脾虛食少，體虛乏力，脘腹痛，泄痢，視物昏花，雀目，咳喘，百日咳，咽喉腫痛，麻疹，水痘，癤腫，湯火傷，痔漏。	宜熟食，但過多易損肝，難消化，生食則傷胃。
香菇（香蕈）	甘，平。	歸肝，胃經。	扶正，益氣開胃，透疹，化痰，抗癌。	正氣衰弱，神倦乏力，納呆，消化不良，胃腸不適的腹痛，貧血，佝僂病，高壓血病，高脂血症，慢性肝炎，盜汗，小便失禁，水腫，麻疹透發不暢，蕁痳疹，毒菇中毒，腫瘤。	脾胃寒濕氣滯者禁服。
桃南瓜（紅南瓜，金瓜）	甘，微苦，平。	/	止咳，平喘。	咳嗽氣喘。	/

蔬菜類

食物名稱	性味	歸經	功效	主治	宜忌
豇豆（豆角）	甘，鹹，平。	歸脾，腎經。	健脾利濕，補腎澀精。	脾胃虛弱，吐瀉痢疾，腎虛腰痛，遺精，消渴，白帶過多，小便混濁色白，小便頻數。	《得配本草》：「氣滯便結者禁用。」
馬鈴薯（土豆）	甘，平，無毒。	/	和胃健中，解毒消腫。	胃痛，痄腮，癰腫，濕疹，燙傷。	/
荷葉	苦，澀，平（鮮品微涼）	歸心，肝，脾經。	清熱解毒，消暑升陽，止血。	暑熱煩渴，頭痛眩暈，脾虛腹脹，大便泄瀉，吐血下血，產後惡露不淨，赤遊火丹。	氣血虛者慎服。
烏塌菜	甘，平。	/	滑腸通便，疏肝，利五臟。	/	/
壺盧	甘，淡，平。	歸肺，脾，腎經。	利水，消腫，通淋，散結。	水腫，腹水，黃疸，消渴，淋病，癰腫。	脾胃虛寒者禁服。
猴頭菌	甘，平。	/	健脾養胃，安神，抗癌。	體虛乏力，消化不良，失眠，胃與十二腸潰瘍，慢性胃炎，消化道腫瘤。	/
番杏（海濱萵苣）	甘，微辛，平。	/	疏風清熱，解毒消腫。	風熱目赤，疔瘡腫痛，腸炎，敗血症。	/

蔬菜類

食物名稱	性味	歸經	功效	主治	宜忌
番茄（西紅柹）	酸，微甘，平。無毒。鮮品性涼。	歸脾，胃，腎經。	清熱解毒，涼血平肝。	/	/
番薯	甘，平。	歸脾，腎經。	補氣，生津，寬腸，通便。	脾虛水腫，便泄，瘡瘍腫毒，大便秘結。	濕阻中焦，氣滯食積者慎服。
番薯葉（白薯葉，甘薯葉，地瓜葉，山芋葉）	甘，平。	歸脾，腎經。	益氣健脾，養血止血，通乳汁，潤燥生津。	消渴，便血，血崩，乳汁不通。	腸胃積滯者，不宜多服。
菜心	甘，辛，平。	歸肺，肝，脾經。	涼血止血。	血痢，丹毒，熱毒瘡腫，乳癰，風疹，吐血。	麻疹後，瘡疥，目疾者不宜食。
菜豆（四季豆，唐豆）	甘，淡，平。	/	滋養，利尿消腫。	水腫，腳氣病。	/
菜薊（洋薊，朝薊，法國百合，荷花百合）	甘，平。	歸肺，肝經。	舒肝利膽，清泄濕熱。	黃疸，胸脇脹痛，濕熱瀉痢。	/
菠菜	甘，平。	歸肝，胃，大腸，小腸經。	解熱毒，通血脈，利腸胃。	頭痛，目眩，目赤，夜盲症，消渴，便秘，痔瘡。	多食令人腳弱，發腰痛，動冷氣。不宜與鱔魚同食，發霍亂。菠菜傷腸胃，多食令人作瀉。

蔬菜類

食物名稱	性味	歸經	功效	主治	宜忌
莙菜根（甜菜根）	甘，平。無毒。	/	通經脈，下氣，開胸膈。	/	/
黃木耳	甘，平。	歸肺經。	滋陰潤肺，生津止渴。	虛勞咳嗽，痰中帶血，津少口渴，骨蒸潮熱，盜汗。	/
黃麻葉（苦麻葉，香麻葉）	苦，平。	/	涼血止血，清熱利濕。	咯血，吐血，血崩，便血，瀉痢，疔癰瘡疹。	孕婦禁服。
節瓜（毛瓜）	甘，淡。平。	/	止渴生津，驅暑，健脾，利大小腸，下氣消水。	/	/
蓮鬚	甘，澀，平。	歸腎，肝經。	清心益腎，澀精止血。	遺精，尿頻，遺尿，帶下，吐血，崩漏。	忌地黃，蔥，蒜。小便不利者勿服。
豌豆（青豆）	甘，平。	歸脾，胃經。	和中下氣，通乳利水，解毒。	消渴，吐逆，霍亂轉筋，乳少，腳氣水腫，瘡癰。	多食發氣痰。
微涼，涼性，微寒，寒性					
千寶菜	甘，微涼。	/	健脾開胃。	/	/
土茯苓	甘，淡，微涼。	歸肝，腎，脾，胃經。	清熱除濕，泄濁解毒，通利關節。	梅毒，淋濁，泄瀉，筋骨攣痛，腳氣，癰腫，瘡癬，瘰癧，癭瘤及汞中毒。	肝腎陰虛者慎服。忌犯鐵器，服時忌茶。

蔬菜類

食物名稱	性味	歸經	功效	主治	宜忌
小白菜	甘，微涼。	/	解熱除煩，通利腸胃。	/	/
玉米筍	甘，微涼。	/	清熱除濕，健脾。	/	/
白靈菇（阿魏菇，翅鮑菇）	甘，微涼。	歸胃，大腸經。	消積，殺蟲，鎮咳，消炎等。	/	/
杏鮑菇	甘，微涼。	歸脾，胃經。	益氣，殺蟲。	/	/
秀珍菇（平菇）	甘，微涼。	/	補脾除濕，舒筋活絡，緩和拘攣。	腰腿疼痛，手足麻木，筋絡不通等病症。	/
赤小豆芽	甘，微涼。	/	清熱解毒，止血，安胎。	腸風便血，腸癰，赤白痢疾，妊娠胎漏。	/
油麥菜	甘，微涼。	/	清燥潤肺，化痰止咳，降低膽固醇。	/	/
芥藍（白花芥藍，黃花芥藍）	微苦，微涼。	/	祛除熱邪，清肝明目。	增進食慾，幫助消化，消暑解熱。	/

蔬菜類

食物名稱	性味	歸經	功效	主治	宜忌
花椰菜（椰菜花）	甘，微涼。	歸腎，脾，胃經。	補脾和胃，潤肺，止咳。	/	久病體虛，脾胃虛弱者不宜。
涼薯（（豆薯，沙葛）	甘，微涼，無毒。	/	清肺生津，利尿通乳，解酒毒。	肺熱咳嗽，肺癰，中暑煩渴，消渴，乳少，小便不利。	/
番薯藤	甘澀，微涼。	/	/	吐瀉，便血，血崩，乳汁不通，癰瘡。	/
黃芽白菜	甘，微涼。	歸胃經。	通利腸胃，養胃和中，利小便。	/	脾胃虛寒者慎用。
滑菇（珍珠菇，滑子菇）	甘，微涼。	/	健脾，降血壓，解毒。	/	/
葛根（粉葛）	甘，辛，微涼。	歸脾，胃經。	解肌發表，生津止渴，升陽止瀉。	外感發熱，頭痛項強，麻疹初起，疹出不暢，溫病口渴，消渴病，泄瀉，痢疾。	表虛多汗與虛陽上亢者慎用。
銀耳（白木耳，雪耳）	甘，淡，微涼。	歸心，肺，腎，胃經。	滋陰生津，潤肺養胃。	虛勞咳嗽，肺燥乾咳，津少口渴，病後體虛。	風寒咳嗽者及濕熱釀痰致咳者禁服。
豌豆苗	甘，微涼。	歸脾，胃，大腸經。	清熱解毒，涼血平肝。	暑熱，消渴，高血壓病，疔毒，疥瘡。	/
雞樅（雞宗，雞腳菇）	甘，微涼，無毒。	歸肺，脾經。	益胃，清神，治痔。	/	患有感冒或胃腸不適的人應少吃或不吃。

蔬菜類

食物名稱	性味	歸經	功效	主治	宜忌
雞油菌	甘，微涼。	/	明目，潤燥，益腸胃。	夜盲症，結膜炎，皮膚乾燥。	/
雞腿菇	甘，微涼。	/	益胃清神，增進食慾，消食化痔。	/	食用時或食用後不宜飲酒。
蘑菇	甘，微涼。	歸腸，胃，肺經。	健脾開胃，平肝提神。	飲食不消，納呆，乳汁不足，高血壓病，神倦欲眠。	氣滯者慎服。
小紅蒜（紅蔥）	苦，辛，涼。	/	清熱解毒，散瘀消腫。	風濕關節痛，吐血，咯血，痢疾，閉經腹痛。	/
木耳	甘，涼。	歸肺，脾，大腸，肝經。	補益氣血，潤肺止咳，止血。	虛勞，咳血，鼻血，血痢，痔瘡出血，婦女崩漏，跌打傷痛。	虛寒溏瀉者慎服。
毛豆（稽豆）	甘，涼。	歸腎，肝經。	補益肝腎，祛風解毒。	腎虛腰痛，風痹，筋骨疼痛，陰虛盜汗，內熱消渴，目昏頭暈，產後風痙，小兒疳積，癰腫。	能滑腸動泄，脾胃虛滑者，忌之。

蔬菜類

食物名稱	性味	歸經	功效	主治	宜忌
水芹（水芹菜）	辛，甘，涼。	歸肺，肝，膀胱經。	清熱解毒，利尿，止血。	感冒，煩渴，浮腫，小便不利，淋痛，尿血便血，吐血鼻血，崩漏，目赤，咽痛，口瘡牙疳，乳癰，瘰癧，痄腮，帶狀皰疹，麻疹不透，痔瘡，跌打傷腫。	脾胃虛寒者，慎絞汁服。
牛蒡	苦，涼。	歸肺，心經。	散風熱，消腫毒。	風熱感冒，頭痛，咳嗽，熱毒面腫，咽喉腫痛，齒齦腫痛，風濕痹痛，癥瘕積塊，癰癤惡瘡，痔瘡脱肛。	/
生菜	涼。	/	清熱生津，利尿。	/	尿頻、胃寒者慎食。
白鳳菜	甘，淡，涼。無毒。	歸肝，肺，腎，大腸，小腸經。	解毒消腫，利尿，降血壓。	肝炎，肝硬化，肺炎，高血壓，感冒，腎炎，水腫，便秘，腸炎，外敷跌打損傷，毒蟲咬傷和無名腫毒。	/
石耳	甘，涼。	/	養陰潤肺，涼血止血，美容延年。	肺虛勞咳，吐血，鼻血，崩漏，腸風下血，痔漏，脱肛。	/

蔬菜類

食物名稱	性味	歸經	功效	主治	宜忌
竹芋	甘，淡，涼。	歸肺，膀胱經。	清肺止咳，清熱利尿。	肺熱咳嗽，膀胱濕熱之小便澀痛。	/
竹蓀	甘，微苦，涼。	/	補氣養陰，潤肺止咳，清熱利濕。	肺虛熱咳，喉炎，痢疾，白帶，高血壓病，高脂血症，也用於抗腫瘤的輔助治療。	/
西生菜	甘，苦，涼。	歸胃，大腸經。	利尿，通乳，理肺氣，定心神。	尿血和孕婦缺乳。	/
西芹	甘，涼。	歸肺，胃，肝經	平肝清熱，祛風利濕。	高血壓病，眩暈頭痛，面紅目赤，血淋，癰腫等症。	脾胃虛寒、腸滑不固者，血壓偏低者，以及婚育期男士應少吃芹菜。
西洋菜乾	甘，淡，涼。	/	清肺涼血，利尿，解毒。	肺熱燥咳，淋症，疔毒痛腫，皮膚瘙癢。	/
旱芹（芹菜（白莖），香芹，蒲芹，藥芹）	甘，辛，微苦，涼。	歸肝，胃，肺經。	平肝，清熱，祛風，利水，止血，解毒。	肝陽眩暈，風熱頭痛，咳嗽，黃疸，小便淋痛，尿血，崩漏，帶下，瘡瘍腫毒。	肚腹有積滯，食之令人發病。生疥癩人勿服。
豆芽菜（綠豆芽）	甘，涼。	/	清熱消暑，解毒利尿。	暑熱煩渴，酒毒，小便不利，目翳。	脾胃虛寒之人，不宜久食。

蔬菜類

食物名稱	性味	歸經	功效	主治	宜忌
油菜（小棠菜）	甘，涼。	歸肝，脾，肺經。	清熱解毒，潤腸通便，明目，散血消腫。	游風丹毒，手足瘸腫，乳癰，習慣性便秘，口腔潰瘍，牙齒鬆動，牙齦出血。	小兒麻疹後期，患有疥瘡和狐臭的人要少食。
金針菜（黃花菜）	甘，涼。	歸心，肝，脾經。	利濕熱，解鬱，涼血。	小便短赤，黃疸，胸膈煩熱，夜少安寐，痔瘡便血，瘡癰。	/
南瓜藤（番瓜藤，盤腸草，南瓜苗）	甘，苦，涼。	歸肝，胃，肺經。	清肺，平肝，和胃，通絡。	肺癆低熱，肝胃氣痛，月經不調，火眼赤痛，水火燙傷。	/
枸杞葉（枸杞菜）	苦，甘，涼。	歸肝，脾，腎經。	補虛益精，清熱明目。	虛勞發熱，煩渴，目赤昏痛，障翳夜盲，崩漏帶下，熱毒瘡腫。	與乳酪相惡。
秋葵（黃秋葵，羊角豆，毛茄）	甘，涼。	歸胃，肝，大腸經。	健理腸胃。	胃炎，胃潰瘍。	胃腸虛寒，功能不佳，經常腹瀉的人不可多食。
紅木耳	甘，微苦，涼。	/	涼血止血，清熱利濕，解毒。	吐血，鼻血，咳血，便血，崩漏，痢疾，泄瀉，濕熱帶下，癰腫。	/
紅鳳菜	甘，辛，涼。	/	清熱涼血，活血，止血，解毒消腫。根莖止渴解暑。葉則健胃鎮咳。	咳血，崩漏，外傷出血，痛經，痢疾，瘡瘍毒，跌打損傷，潰瘍久不收斂。	/

蔬菜類

食物名稱	性味	歸經	功效	主治	宜忌
苜蓿（木粟）	苦，甘，涼。	/	清熱，利濕，通淋，排石。	濕熱黃疸，泄瀉，痢疾，浮腫，砂淋，石淋，痔瘡出血。	多食當冷入筋中，即瘦人。不可同蜜食，令人下利。
苤藍（玉蔓菁，球莖甘藍）（芥蘭頭）	甘，辛，涼。	/	/	小便淋濁，大便下血，腫毒，腦漏。	耗氣損血，病後及患瘡忌之。
苦瓜葉	苦，涼。	/	清熱解毒。	瘡癰腫毒，梅毒，痢疾。	/
茄子	甘，涼。	歸脾，胃，大腸經。	清熱，活血，消腫。	腸風下血，跌打損傷，熱毒瘡癰，乳癰，皮膚潰瘍。	不可多食，動氣，亦發痼疾。寒證不宜食用。
香椿芽	辛，苦，涼	歸脾，胃經。	清熱利濕，利尿解毒，健脾開胃，增加食慾。	腸炎，痢疾，泌尿系統感染，蛔蟲病。	香椿為發物，多食易誘使痼疾復發，故慢性疾病患者應少食或不食。
茗荷（芽荷，荷，野薑）	甘，涼。	歸胃，大腸經。	增進食慾，幫助消化，清熱解毒。	/	/
茼蒿	辛，甘，涼。	歸心，脾，胃經。	和脾胃，消痰飲，安心神。	脾胃不和，二便不通，咳嗽痰多，煩熱不安。	泄瀉者禁用。令人氣滿，不可多食。
馬蘭頭	辛，涼，無毒。	歸肺，肝，胃，大腸經。	清熱解毒，涼血止血，利濕消腫，除食積。	咽喉腫痛，痔瘡，黃疸，水腫，痢疾，淋濁等。	孕婦慎服。

蔬菜類

食物名稱	性味	歸經	功效	主治	宜忌
瓠子（蒲瓜）	甘，涼。	/	利水，清熱，止渴，除煩。	水腫腹脹，煩熱口渴，瘡毒。	中寒者禁服。
絲瓜	甘，涼。	歸肺，肝，胃，大腸經。	清熱解毒，涼血通絡。	痘瘡，熱病身熱煩渴，咳嗽痰喘，喉風，腸風下血，痔瘡出血，血淋，崩漏，瘡毒膿皰，手足凍瘡，熱痹，乳汁不通，無名腫毒，水腫。	脾胃虛寒或腎陽虛弱者不宜多服。
菊花腦	苦，辛，涼。	/	清熱解毒。	鼻炎，支氣管炎，風火赤眼，瘡癤癰腫，咽喉腫痛，蛇咬傷，濕疹，皮膚瘙癢。	/
菘菜（大白菜，結球白菜）	甘，涼。	歸肺，胃，大腸經。	清熱除煩，生津止渴，通利腸胃。	肺熱咳嗽，消渴，便秘，食積。	脾胃虛寒，大便溏薄者慎服。
菱	甘，涼。	歸脾，胃經。	健脾益胃，除煩止渴，解毒。	脾虛泄瀉，暑熱煩渴，消渴，飲酒過度，痢疾。	脾胃虛寒，中焦氣滯者慎服。
萊菔（白蘿蔔）	辛，甘，涼。熟者甘，平。	歸脾，胃，肺，大腸經。	消食，下氣，化痰，止血。	消化不良，食積脹滿，吞酸，翻胃，吐食，腸風，泄瀉，痢疾，便秘，痰熱咳嗽，咽喉不利，咳血，吐血，鼻血，便血，消渴，淋濁。外治瘀瘡腫瘍，損傷瘀腫，燙傷及凍瘡。	脾胃虛寒者不宜生食。

蔬菜類

食物名稱	性味	歸經	功效	主治	宜忌
黃瓜（青瓜）	甘，涼。	歸肺，脾，胃經。	清熱，利水，解毒。	熱病口渴，小便短赤，水腫尿少，水火燙傷，汗斑，痱瘡。	中寒吐瀉及病後體弱者禁服。
萵苣	苦，甘，涼。	歸胃，小腸經。	利尿，通乳，清熱解毒。	小便不利，尿血，乳汁不通，毒蛇咬傷，沙虱水中毒。	脾胃虛弱者慎服。
蒲菜（草芽，香蒲）	甘，涼。	/	清熱利水，涼血。生吃止消渴，補中氣，和血脈。	口中爛臭，小便短少赤黃，乳癰，便秘，胃脘灼痛等症。	/
龍爪菜（蕨菜，鋸菜）	甘，微澀，涼。	/	解毒，利尿，蠲痹，驅蟲。	熱毒瘡瘍，燙傷，脱肛，風濕痹痛，淋證，蛔蟲症。	/
薺菜	甘，淡，涼。	歸肝，脾，膀胱經。	涼肝止血，平肝明目，清熱利濕。	吐血，鼻血，咯血，尿血，崩漏，目赤疼痛，眼底出血，高血壓病，赤白痢疾，腎炎水腫，乳糜尿。	/
毛筍（毛竹筍）	甘，微寒，無毒。	/	消脹。	食積腹脹。	小兒脾虛者，多食難化。
冬瓜	甘，淡，微寒。	歸肺，大腸，小腸，膀胱經。	利尿，清熱，化痰，生津，解毒。	水腫脹滿，淋證，腳氣，痰喘，暑熱煩悶，消渴，癰腫痔瘻；並解丹石毒，魚毒，酒毒。	脾胃虛寒者不宜過食。

蔬菜類

食物名稱	性味	歸經	功效	主治	宜忌
百合	甘，微苦，微寒。	歸心，肺經。	養陰潤肺，清心安神。	陰虛久嗽，痰中帶血，熱病後期，餘熱未清，或情志不遂所致的虛煩驚悸，失眠多夢，精神恍惚，癰腫，濕瘡。	風寒咳嗽及中寒便溏者禁服。
貢菜（響菜，薹乾菜，山蜇菜）	甘，微寒。	歸脾，胃經。	健胃，利水，清熱解毒，降壓，軟化血管等。	/	/
莧	甘，微寒。	歸大腸，小腸經。	清熱解毒，通利二便。	痢疾，二便不通，蛇蟲螫傷，瘡毒。	脾弱便溏者慎服。
魚腥草（蕺菜）	辛，微寒。	歸肺，膀胱，大腸經。	清熱解毒，排膿消癰，利尿通淋。	肺癰吐膿，肺熱咳喘，喉蛾，癰腫瘡毒，痔瘡，熱痢，熱淋，水腫，帶下，疥癬。	虛寒證慎服。
量天尺花（霸王花，劍花，大王花）	甘，微寒。	歸肺經。	清熱潤肺，解毒消腫。	肺熱咳嗽，肺癆，瘰癧，痄腮。	/
慈菇	甘，微苦，微辛，微寒。	歸肝，肺，脾，膀胱經。	活血涼血，止咳通淋，散結解毒。	產後血悶，胎衣不下，帶下，崩漏，鼻血，嘔血，咳嗽痰血，淋濁，瘡腫，目赤腫痛，角膜白斑，瘰癧，睾丸炎，骨膜炎，毒蛇咬傷。	孕婦慎服。

蔬菜類

食物名稱	性味	歸經	功效	主治	宜忌
糉粑葉（糉葉）	甘，淡，微寒。	/	清熱解毒，涼血止血，利尿。	感冒高熱，痢疾，吐血，鼻血，血崩，口腔潰爛，酒醉，小便不利，音啞。	/
大花田菁	甘，澀，寒。	歸心，肝經。	收濕斂瘡。	濕瘡濕疹及潰瘍多膿，創口久不癒，外用內服皆可收濕斂瘡。	/
山萵苣	苦，寒。	/	清熱解毒，活血止血。	咽喉腫痛，腸癰，子宮頸炎，產後瘀血腹痛，崩漏，瘡癤腫毒，疣瘤，痔瘡出血。	/
木薯	苦，寒。	歸心經。	消腫解毒。	癰疽瘡瘍，跌打損傷，瘀腫疼痛，疥瘡，頑癬等。	要防止木薯中毒，可在食用木薯前去皮，用清水浸薯肉，使氰苷溶解。一般泡 6 天左右就可去除 70% 的氰苷，再加熱煮熟，即可食用。
王瓜	苦，寒。	歸心，腎經。	清熱，生津，化瘀，通乳。	消渴，黃疸，噎膈反胃，經閉，乳汁不通，癰腫，慢性咽喉炎。	孕婦，虛證禁服。
仙人掌	苦，寒。	/	行氣活血，涼血止血，解毒消腫。	胃痛，痞塊，痢疾，喉痛，肺熱咳嗽，肺癆咯血，吐血，痔血，瘡瘍疔癤，乳癰，痄腮，癬疾，蛇蟲咬傷，燙傷，凍傷。	虛寒證及孕婦慎用。

蔬菜類

食物名稱	性味	歸經	功效	主治	宜忌
冬菇（香菇，香蕈）	稍鹹，微苦，寒。	/厂	利肝臟，益腸胃，抗癌。	/	/
冬葵葉	甘，寒。	歸肺，大腸，小腸經	清熱，利濕，滑腸，通乳。	肺熱咳嗽，咽喉腫痛，熱毒下痢，濕熱黃疸，二便不通，乳汁不下，瘡癤癰腫，丹毒，燙火傷，蛇蠍螫。	脾虛腸滑者禁服，孕婦慎服。
白茅根	甘，寒。	歸心，肺，胃，膀胱經。	清熱生津，涼血止血，利尿通淋。	熱病煩渴，肺熱喘咳，胃熱嘔逆，血熱出血，小便淋瀝澀痛，水腫，黃疸。	虛寒性出血，嘔吐，尿多而不渴者禁服。
地耳（地皮菜，地木耳）	甘，淡，寒。	/	清熱明目，收斂益氣，抗衰老。	目赤紅腫，夜盲症，燙火傷，久痢，脫肛等病症。	平素脾胃虛寒，腹瀉便溏的病人不可食用；婦女產後，寒性痛經以及女性月經來潮期間不宜食用。
竹筍	甘，寒。部分竹筍味微苦。	歸胃，肺經。	化痰下氣，利膈爽胃，清熱除煩，通利二便。	熱痰咳嗽，胸膈不利，食慾不振，煩熱口渴，小便不利，大便不暢。	胃潰瘍、胃出血、腎炎、肝硬化、腸炎、尿路結石者、骨質疏鬆、佝僂病病人不宜多吃。
西洋菜（豆瓣菜）	苦，寒。	歸肺，膀胱經。	清心潤肺，清熱化痰止咳，利尿，通經。	肺癆，肺燥肺熱所致的咳嗽，咯血，鼻血，痛經，月經過少。	脾胃虛寒，肺氣虛寒，大便溏泄者均不宜食。孕婦忌食。

蔬菜類

食物名稱	性味	歸經	功效	主治	宜忌
空心莧	苦，甘，寒。	/	清熱涼血，解毒，利尿。	咳血，尿血，感冒發熱，麻疹，乙型腦炎，黃疸，淋濁，痄腮，濕疹，癰腫瘤瘡，毒蛇咬傷。	/
芝麻菜	辛，苦，寒。	歸肺，膀胱經。	下氣行水，祛痰定喘。	痰壅喘咳，水腫，腹水。	肺虛喘嗽，脾腎陽虛水腫禁服。
金針菇（智力菇）金菇	甘，鹹，寒。	/	益肝，健脾胃。	肝病，胃腸道炎症或潰瘍，高血壓病等。	脾胃虛寒，慢性腹瀉的人應少吃；關節炎，紅斑狼瘡患者慎食。
苦瓜（涼瓜）	苦，寒。	歸心，脾，肺經。	祛暑滌熱，明目，解毒。	暑熱煩渴，消渴，赤眼疼痛，痢疾，癰腫腫毒。	脾胃虛寒者慎服。
苦苣（野苣，兔仔菜）	苦，寒。	/	清熱解毒。	黃疸，胃炎，痢疾，肺熱咳嗽，腸腫，睾丸炎，疔瘡，癰腫，黃水瘡。	不可共同蜜食之。不可同血食，食作痔疾。
苦菜	苦，寒。	歸心，脾，胃，大腸經。	清熱解毒，涼血止血。	腸炎，痢疾，黃疸，淋證，咽喉腫痛，癰瘡腫毒，乳癰，痔瘺，蟲蛇咬傷，吐血，鼻血，咯血，尿血，便血，崩漏。	脾胃虛寒者忌食，不可共蜜食。
茭白（茭筍，茭粑）	甘，寒。	歸肝，脾，肺經。	解熱毒，除煩渴，利二便。	煩熱，消渴，黃疸，痢疾，熱淋，目赤，乳汁不下，瘡瘍。	脾虛泄瀉者慎服。

蔬菜類

食物名稱	性味	歸經	功效	主治	宜忌
草菇	甘，寒。	/	益脾，清熱，消食。	/	/
馬齒莧（長壽菜，瓜子菜）	酸，寒。	歸大腸，肝經。	清熱，解毒，涼血，消腫。	熱毒瀉痢，熱淋血淋，赤白帶下，崩漏，痔血癰腫，丹毒瘰癧，濕癬白禿。	脾虛便溏者及孕婦慎服。
荷蘭豆（甜豆）	甘，寒。	/	調和脾胃，利腸，利水，美容。	預防直腸癌，降膽固醇、腳氣病，糖尿病，產後乳少	/
荸薺（馬蹄，地栗）	甘，寒。	歸肺，胃經。	清熱，化痰，消積。	溫病消渴，黃疸，熱淋，痞積，目赤，咽喉腫痛，贅疣。	虛寒及血虛者慎服。
莙薘菜	甘，苦，寒。	歸肺，腎，大腸經。	清熱解毒，行瘀止血。	時行熱病，痔瘡，麻疹透發不暢，吐血，熱毒下痢，閉經，淋濁，癰腫，跌打損傷，蛇蟲傷。	脾虛泄瀉者禁服。
蛇瓜（蛇豆，豆角黃瓜）	甘，苦，寒。	歸肺，胃，肝，大腸經。	清熱生津，清濕熱，殺蟲。	熱病熱邪傷津，口乾舌燥，煩渴，多飲，多尿，消渴，黃疸。	/
富貴菜（百子菜，雞菜）	甘，寒。	歸脾，胃，大腸經。	清熱解毒，止血，涼血。	急性結膜炎，小兒高熱，心肺積熱等疾病。	脾胃功能不佳者要少食。

蔬菜類

食物名稱	性味	歸經	功效	主治	宜忌
筍瓜（印度南瓜，玉瓜，北瓜）	甘，寒。	/	補中益氣。	脾胃虛弱證，腸胃有熱所致的食慾不佳等。	/
絲瓜花	甘，微苦，寒。	/	清熱解毒，化痰止咳。	肺熱咳嗽，咽痛，鼻竇炎，疔瘡腫毒，痔瘡。	/
菊苣	苦，寒。	/	清熱利濕，健胃消食。	濕熱黃疸，腎炎水腫，胃脘脹痛，食慾不振。	不宜高溫煮。
越瓜（菜瓜，生瓜，白瓜，稍瓜）	甘，寒。	歸胃，小腸經。	清熱，生津，利尿。	煩熱口渴，小便不利，口瘡。	生食過量易損傷脾胃，脾胃虛寒者禁服。
黃豆芽（大豆芽菜）	甘，寒。	/	清熱解毒，利濕消積。	胃氣積熱，水腫濕痹，筋攣膝痛，婦人惡血，高血壓，尋常疣。	/
落葵（潺菜）	甘，酸，寒。	/	滑腸通便，清熱利濕，涼血解毒，活血。	大便秘結，小便短澀，痢疾，熱毒瘡瘍，跌打損傷。	脾胃虛寒人士不宜食用。
蓴	甘，寒。	歸肝，脾經。	利水消腫，清熱解毒。	濕熱痢疾，黃疸，水腫，小便不利，熱毒癰腫。	脾胃虛寒者慎服。

蔬菜類

食物名稱	性味	歸經	功效	主治	宜忌
酸模（野菠菜）	酸，微苦，寒。	/	涼血解毒，泄熱通便，利尿殺蟲。	吐血，便血，月經過多，熱痢，目赤，便秘，小便不通，淋濁，惡瘡，疥癬，濕疹。	/
蕨菜（龍頭菜，如意菜，拳菜）	甘，寒。	歸肝，胃，大腸經。	利尿消腫，強胃健脾，祛風除濕，清熱解毒，擴張血管，安神降壓，滑腸降氣。	/	脾胃虛寒者慎食。
蕹菜（通菜）	甘，寒。	/	涼血清熱，利濕解毒。	鼻血，便血，尿血，淋濁，痔瘡，癰腫，折傷，蛇蟲咬傷。	/
藕（蓮藕）	甘，寒。	歸心，肝，脾，胃經。	清熱生津，涼血，散瘀，止血。	熱病煩渴，吐血鼻血，下血。	忌鐵器。
蘆筍	甘，寒。	/	清熱生津，利水通淋。	熱病口渴心煩，肺癰，肺痿，淋病，小便不利，並解食魚、肉中毒。	脾胃虛寒者慎服。
蘆薈	苦，寒。	歸肝，大腸經。	瀉下，清肝，殺蟲。	熱結便秘，肝火頭痛，目赤驚風，蟲積腹痛，疥癬，痔瘻。	脾胃虛寒者及孕婦禁服。

蔬菜類

食物名稱	性味	歸經	功效	主治	宜忌
魔芋（蒟蒻）	辛，寒，有毒。	歸心，脾經。	化痰消積，解毒散結，行瘀止痛。	痰嗽，積滯，瘧疾，瘰癧，癥瘕，跌打損傷，癰腫，疔瘡，丹毒，燙火傷，蛇咬傷。	不宜生服，內服不宜過量。誤食生品及炮製品過量，易產生中毒症狀：舌，咽喉灼熱，癢痛，腫大。
微溫，溫性，熱性					
龍鬚菜	微苦，微溫。	歸肝，脾，肺經。	/	/	陰虛有火，無氣滯者慎食。
苦瓜子	苦，甘，微溫，無毒。	/	溫補腎陽。	腎陽不足之小便頻數，遺尿，遺精，陽痿。	/
松蘑（松口蘑，松茸）	甘，微溫。	歸大腸，胃經。	散寒止痛，消食健胃，理氣止痛。	大骨節病，消化不良。腰腿疼痛，手足麻木，筋絡不舒，痰多氣短，大便乾燥。	/
小蔥（香蔥）	辛，微溫。	/	通陽活血，驅蟲解毒，發汗解表，祛痰。	風寒感冒輕症，癰腫瘡毒，痢疾脈微，寒凝腹痛，小便不利等病症。	/
甜椒（燈籠椒，西椒）	甘，辛，微溫。	/	健脾溫胃，通絡止血。	牙齦出血，眼睛視網膜出血。	糖尿病患者宜食，潰瘍，食道炎，咳嗽，咽喉腫痛者應注意少食。

蔬菜類

食物名稱	性味	歸經	功效	主治	宜忌
結球茴香（義大利茴香，球莖茴香）	甘，辛，溫。	/	行氣止痛，溫肝和胃，溫中散結。		/
莖用芥菜（榨菜，兒菜，芥菜頭）	辛，苦，溫，無毒。	歸肺，大腸經。	解表利尿，寬肺化痰，利腸開胃。	小便不暢，咳嗽痰血，痢疾等。	/
姬松茸（小松菇，巴西蘑菇）	辛，微甘，溫，無毒。	/	抗凝血，降血脂。	預防心腦血管疾病。	/
茶樹菇（柳松茸，神菇，茶菇）	甘，溫，無毒。	/	滋陽壯陰，美容保健，抗癌，降壓，防衰	腎虛，尿頻，水腫，風濕，小兒低熱，尿床。	/
雜蘑	微鹹，溫。	/	追風散寒，舒筋活絡。	腰腿疼痛，手足麻木，筋絡不舒。	孕婦，小兒慎服。
蕪菁（根用芥菜、大頭菜）	辛，苦，溫。	歸胃，肝經。	消食下氣，解毒消腫。	宿食不化，心腹冷痛，咳嗽，疔毒癰腫。	不可多食，令人氣脹。
大蒜（蒜頭）	辛，溫。	歸脾，胃，肺，大腸經。	溫中行滯，解毒，殺蟲。	脘腹冷痛，痢疾，泄瀉，肺癆，百日咳，感冒，癰癤腫毒，腸癰，癬瘡，蛇蟲咬傷，鉤蟲病，蟯蟲病，帶下陰癢，瘧疾，喉痹，水腫。	陰虛火旺者，肝熱目疾，口齒，喉，舌諸患及時行病後均禁服生品，慎服熟品。敷臍，作栓劑或灌腸均不宜於孕婦。外用對局部有強烈的刺激性，能引起灼熱，疼痛，發泡。

蔬菜類

食物名稱	性味	歸經	功效	主治	宜忌
芥菜（油芥菜，雪裡蕻）	辛，溫。	歸肺，胃，腎經。	利肺豁痰，消腫散結。	寒飲咳嗽，痰滯氣逆，胸膈滿悶，砂淋，石淋，牙齦腫爛，乳癰，痔腫，凍瘡，漆瘡。	凡瘡瘍，目疾，痔瘡，便血及平素熱盛之患者忌食。
大腳菇	淡，溫。	/	袪風散寒，補虛止帶。	風濕痹痛，手足麻木，白帶，不孕症。	/
細香蔥	辛，溫，無毒。	/	通氣發汗，除寒解表。	風寒感冒頭痛。外敷寒濕，紅腫，痛風，瘡瘍。	/
蓽澄茄	辛，溫。	歸胃，脾，腎，膀胱經。	溫中散寒，行氣止痛，暖腎。	胃寒嘔逆，脘腹脹滿冷痛，腸鳴泄瀉，寒疝腹痛，寒濕小便淋瀝渾濁。	陰虛火旺及實熱火盛者禁服。
胡荽（芫荽，香芹）	辛，溫。	歸肺，脾，肝經。	發表透疹，消食開胃，止痛解毒。	風寒感冒，麻疹透發不暢，食積，脘腹脹痛，嘔噁，頭痛，牙痛，脱肛，丹毒，瘡腫初起，蛇傷。	疹出已透，或雖未透出而熱毒壅滯，非風寒外束者禁服。
指天椒	辛，溫。	/	/	手瘡，腳氣，狗咬傷。	/

蔬菜類

食物名稱	性味	歸經	功效	主治	宜忌
韭菜	辛，溫。	歸腎，胃，肺，肝經。	補腎，溫中，散瘀，解毒。	腎虛陽痿，裏寒腹痛，噎膈反胃，胸痹疼痛，氣喘，鼻血，吐血，尿血，痢疾，痔瘡，乳癰，癰瘡腫毒，疥瘡，漆瘡，跌打損傷。	陰虛內熱及瘡瘍，目疾患者慎食。
香茅	甘，辛，溫。	/	祛風通絡，溫中止痛。	感冒頭身疼痛，風寒濕痹，脘腹冷痛，泄瀉，跌打損傷。	/
薑黃	苦，辛，溫。	/	破血行氣，通經止痛。	血瘀氣滯諸證，胸腹脅痛，婦女痛經，閉經，產後瘀腹痛，風濕痹痛，跌打損傷，癰腫，諸瘡癬初生時痛癢。	血虛而無氣滯血瘀者、孕婦慎服。
洋蔥	辛，甘，溫。	歸心，脾，胃經。	健胃理氣，殺蟲，降血脂。	食少腹脹，創傷，潰瘍，滴蟲性陰道炎，高脂血症。	/
黃花菜	苦，辛，溫，有毒。	/	活血消腫，祛風止痛。	跌打腫痛，勞傷腰痛，疝氣，頭痛，痢疾，瘡瘍。	/

蔬菜類

食物名稱	性味	歸經	功效	主治	宜忌
黃蘑菇	微鹹，溫。	/	祛風散寒，舒筋活絡，止血。	風寒濕痹，腰膝疼痛，肢體麻木，外傷出血。	/
蔥葉	辛，溫。	歸肺經。	發汗解表，解毒散腫。	感冒風寒，風水浮腫，瘡癰腫痛，跌打損傷。	/
蔥白	辛，溫。	歸肺，胃經。	發表，通陽，解毒。	感冒風寒，陰寒腹痛，二便不通，痢疾，瘡癰腫痛，蟲積腹痛。	表虛多汗者慎服。
蔞蒿	苦，辛，溫。	/	利膈開胃。	食慾不振。	/
辣椒葉	苦，溫。	/	舒筋活絡，殺蟲止癢。	頑癬，鼠疣，疥瘡，凍瘡，斑禿，足跟深部膿腫。	/
薤白（蕎頭）	辛，苦，溫。	歸肺，心，胃，大腸經。	理氣寬胸，通陽散結。	胸痹心痛徹背，胸脘痞悶，咳喘痰多，脘腹疼痛，瀉痢後重，白帶過多，瘡癤癰腫。	陰虛及發熱者慎服。
牛肝菌	微甘，溫。	/	消食和中，祛風通絡。	食少腹脹，腰腿疼痛，手足麻木。	某些牛肝菌有毒，食後可導致嘔吐、腹瀉和痙攣，但經煮沸後，毒素會因高溫而分解。

蔬菜類

食物名稱	性味	歸經	功效	主治	宜忌
刀豆	甘，溫。	歸脾，胃，腎經。	溫中下氣，益腎補元。	虛寒呃逆，腹脹，久痢，腎虛腰痛，鼻淵，小兒疝氣。	胃火盛者忌用。
艾葉（艾蒿，艾草）	辛，苦，溫。	歸肝，脾，腎經。	溫經止血，安胎，逐寒溫，理氣血。	吐血，下血，崩漏，月經不調，痛經，帶下，胎動不安，心腹冷痛，泄瀉久痢，霍亂轉筋，瘡瘍，疥癬。	陰虛血熱者慎服。
生薑（黃薑）	辛，溫。	歸肺，胃，脾經。	散寒解表，降逆止嘔，化痰止咳，解諸毒。	感冒風寒，嘔吐反胃，痰飲喘咳，泄瀉，魚蟹，菌蕈等食物中毒。	陰虛內熱及實熱證忌食。
白乳菇（羊脂菌，辣乳菇）	苦，辛，溫。	/	祛風散寒，舒筋活絡。	腰腿疼痛，手足麻木，筋脈拘緊，四肢抽搐。	/
大紅菇（乾）（草質紅菇）	淡，溫。	/	追風散寒，舒筋活絡。	/	/
韭黃	辛，溫。	/	益肝健胃，行氣理血，潤腸通便，補腎助陽。	陽痿，遺精，早洩，便秘，產後乳汁不足。	不易消化，且多食易上火，因此陰虛火旺、患眼疾和消化不良的人不宜進食太多。

蔬菜類

食物名稱	性味	歸經	功效	主治	宜忌
蒜薹（蒜心）	溫。	/	溫中下氣，活血，調和臟腑。	腹痛，腹瀉。	過量食用可能會影響視力、損害肝臟。不宜與地黃，何首烏，蜂蜜和大蔥同食。
大蔥	辛，溫。	歸肺，胃經。	發表通陽，解毒，調味。	風寒感冒，陰寒腹痛，乳汁不通，大便不利。	/
柚皮	辛，甘，苦，溫。	歸脾，肺，腎經。	寬中理氣，消食化痰，止咳平喘。	氣鬱胸悶，脘腹冷痛，食積，瀉痢，咳喘，疝氣。	孕婦及氣虛者忌用。
高良薑	辛，熱。	歸脾，胃經。	溫中散寒，理氣止痛。	脘腹冷痛，嘔吐，噫氣。	如胃火作嘔，傷暑霍亂，火熱注瀉，心虛作痛，法鹹忌之。
辣椒	辛，熱。	歸脾，胃經。	溫中散寒，下氣消食。	治胃寒氣滯，脘腹脹痛，嘔吐，瀉痢，風濕痛，凍瘡。	陰虛火旺及諸出血者禁服。

水果類

食物名稱	性味	歸經	功效	主治	宜忌
平性					
李子（布林）	甘，酸，平。	歸肝，腎經。	清熱，生津。	虛勞骨蒸，消渴。	不宜多食，脾胃虛弱者慎服。
刺梨	甘，酸，澀，平。	/	健胃，消食，止瀉。	食積飽脹，泄瀉。	/
林檎	甘，酸，平。	歸胃，大腸經。	生津止渴，消積止痢。	消渴，痰飲積食，霍亂，瀉痢腹痛。	不宜多食。
青梅	酸，平。	歸肝，脾，肺，大腸經。	利咽，生津，澀腸止瀉，利筋脈。	咽喉種痛，喉痹，津傷口渴，瀉痢，筋骨疼痛。	不宜多食久食，易損齒。胃酸過多者不宜。外感咳嗽，濕熱瀉痢等邪盛者亦忌用。
恐龍蛋	苦，平。	/	活血，調經，止血。	吐血，閉經，跌打損傷。	/
海棠果	甘，酸，平。	歸脾，胃經。	生津止渴，止瀉痢，健脾。	消化不良，食積腹脹，泄瀉，痔瘡。	凡潰瘍病及胃酸過多者忌食。
烏梅	酸，澀，平。	歸肝，脾，肺，大腸經。	斂肺，澀腸，生津，安蛔。	肺虛久咳，虛熱煩渴，久瘧，久瀉，痢疾，便血，尿血，血崩，蛔厥腹痛，嘔吐，鉤蟲病。	有實邪者忌服。
烏欖	酸，澀，平。	/	止血，利水，解毒。	內傷吐血，咳嗽痰血，水腫，乳癰，外傷出血。	/

水果類

食物名稱	性味	歸經	功效	主治	宜忌
番木瓜（木瓜）	甘，平。	歸肝，脾經。	消食，下乳，除濕通絡。	消化不良，胃，十二指腸潰瘍疼痛，乳汁稀少，風濕痹痛，肢體麻木，濕疹，爛瘡，腸道寄生蟲病，蜈蚣咬傷。	/
番石榴（芭樂）	甘，澀，平。	/	健脾消積，澀腸止瀉。	食積飽脹，疳積，腹瀉，痢疾，脱肛，血崩。	熱毒血痢禁服。
菠蘿蜜（大樹菠蘿）	甘，微酸，平，香，無毒。	歸胃，大腸經。	生津除煩，解酒醒脾。	/	/
椰子	甘，辛，平。	歸肺，胃經。	補脾益腎，催乳。	脾虛水腫，腰膝酸軟，產後乳汁缺少。	/
葡萄（提子）	甘，酸，平。	歸肺，脾，腎經。	補氣血，舒筋絡，利小便。	氣血虛弱，肺虛咳嗽，心悸盜汗，煩渴，風濕痹痛，淋病，水腫，痘疹不透。	陰虛內熱，胃腸實熱，或痰熱內蘊者慎服。
橄欖	甘，酸，澀，平。	歸肺，胃經。	清肺利咽，生津止渴，解毒。	咳嗽痰血，咽喉腫痛，暑熱煩渴，醉酒，魚蟹中毒。	脾胃虛寒及大便秘結者慎服。
橘	甘，酸，平。	歸肺，胃經。	潤肺生津，理氣和胃。	消渴，嘔逆，胸膈結氣。	不可多食，風寒咳嗽及痰飲者不宜食。

水果類

食物名稱	性味	歸經	功效	主治	宜忌
橘子（桔子）	甘，酸，平。	歸肺，胃經。	生津止渴，和胃潤肺。	胸隔結氣，嘔逆少食，胃陰不足，口中乾渴，肺熱咳嗽及飲酒過度。	/
雞蛋果（百香果，熱情果）	甘，酸，平。	/	清肺潤燥，鎮痛，安神。	咳嗽，咽乾，聲嘶，大便秘結，失眠，痛經，關節痛，痢疾。	/
蘋果	甘，酸，平。	歸脾，胃經。	生津，除煩，益胃，醒酒。	津少口渴，脾虛泄瀉，食後腹脹，飲酒過度。（蘋果皮治反胃吐痰。）	不宜多食，過量易致腹脹。
微涼，涼性，微寒，寒性					
山竹	甘，微涼。	/	清熱涼血，聰耳明目，利百脈，通調水道，止渴生津，解暑消酒。	吐逆不食，關格閉拒不通，咳逆上氣，脾虛下陷證，肛門墜脱不收。	/
菠蘿（梨）	甘，微酸，微涼。	歸肺，大腸經。	清熱解渴，消食止瀉，消腫祛濕，消食止瀉。	消化不良，泄瀉，低血壓，水腫小便不利，糖尿病。	消化道潰瘍，嚴重肝或腎疾病，血液凝固功能不全等患者忌食。

水果類

食物名稱	性味	歸經	功效	主治	宜忌
蓮霧（爪哇蒲桃）	甘，微涼。	/	潤肺，止咳，除痰，涼血，收斂。	肺燥咳嗽，呃逆不止，痔瘡出血，胃腹脹滿，腸炎痢疾，糖尿病等。	/
巴梨（啤梨）	甘，微酸，涼。	歸肺，胃經。	生津，潤燥，清熱，化痰，解酒。	熱病傷陰或陰虛所致的。	脾胃虛弱的人不宜吃生梨。
火龍果（紅龍果）	甘，涼。	/	/	燥熱咳喘，咳血，便秘，頸淋巴結核。	糖尿病人少量食用。
仙掌子（仙人掌果）	甘，涼。	歸胃經。	除煩止渴，補脾健胃，益腳力，除久瀉。	胃陰不足，煩熱口渴。	/
甘蔗	甘，涼。	歸肺，脾，胃經。	清熱生津，潤燥和中，解毒。	煩熱，消渴，嘔噦反胃，乾咳，大便燥結，癰疽瘡腫。	脾胃虛寒者慎服。
枇杷	甘，酸，涼。	歸肺，脾經。	潤肺，下氣，止渴。	肺燥咳嗽，吐逆，煩渴。	不宜多食。
青蘋果	甘，酸，涼。	歸脾，胃經。	生津，除煩，益胃，醒酒。	津少口渴，脾虛泄瀉，食後腹脹，飲酒過度。（蘋果皮治反胃吐痰。）	不宜多食，過量易致腹脹。

水果類

食物名稱	性味	歸經	功效	主治	宜忌
柑（茶枝柑/新會柑）	甘，酸，涼。	/	清熱生津，醒酒利尿。	胸膈煩熱，口渴欲飲，醉酒，小便不利。	脾胃虛寒者禁服。
柳丁	酸，涼。	歸肺，胃經。	降逆和胃，理氣寬胸。消癭，醒酒，解魚蟹毒。	噁心，嘔吐，胸悶腹脹，癭瘤，醉酒。	「不可多食，傷肝氣。
柿子	甘，澀，涼。	歸心，肺，大腸經。	清熱，潤肺，生津，解毒。	咳嗽，吐血，熱渴，口瘡，熱痢，便血。	凡脾胃虛寒，痰濕內盛，外感咳嗽，脾虛泄瀉，瘧疾等症，禁食鮮柿。
草莓（士多啤梨）	甘，酸，涼。	歸脾，胃，肺經。	清涼止渴，健胃消食。	口渴，食慾不振，消化不良。	/
梨（白梨，沙梨，秋子梨）	甘，微酸，涼。	歸肺，胃經。	潤燥，生津，清熱，化痰。	肺燥咳嗽，熱病津傷煩渴，消渴，痰熱驚狂，噎膈，目赤　肉，燙火傷。	脾虛便溏，肺寒咳嗽及產婦慎服。
無花果	甘，涼。	歸肺，胃，大腸經。	清熱生津，健脾開胃，解毒消腫。	咽喉腫痛，燥咳聲嘶，乳汁稀少，腸熱便秘，食慾不振，消化不良，泄瀉，痢疾，癰腫，癬疾	中寒者忌食。
椰子漿	甘，涼。	/	生津，利尿，止血。	口乾煩渴，水腫，吐血。	多食動氣。

水果類

食物名稱	性味	歸經	功效	主治	宜忌
餘甘子（油柑子）	苦，甘，酸，涼。	歸肝，肺，脾，腎經。	清熱利咽，潤肺化痰，生津止渴。	感冒，發熱，咳嗽，咽痛，白喉，煩熱口渴，高血壓病。	脾胃虛寒者慎服。
檸檬	甘，酸，涼。	歸胃，肺經。	生津解暑，和胃安胎。	胃熱傷津，肺燥咳嗽，中暑煩渴，食慾不振，脘腹痞脹，妊娠嘔吐。	/
藍莓	甘，酸，涼。	歸心，大腸經。	/	/	/
杧果	甘，酸，微寒。	歸肺，脾，胃經。	益胃，生津，止嘔，止咳。	口渴，嘔吐，食少，咳嗽。	動風氣，天行病後及飽食後俱不可食之，又不可同大蒜辛物同食，令人患黃病。
聖女果（聖女蕃茄）	甘，酸，微寒。	歸肝，胃，腎經。	生津止渴，健胃消食。	食慾不振。	胃酸過多者，空腹時不宜吃。
燈籠果（醋栗）	苦，微寒。	歸肺經。	清熱解毒，利尿去濕。	瘧痧發熱，感冒，腮腺炎，喉痛，咳嗽，睾丸炎，大皰瘡。	/
大蕉	甘，寒。	歸肺，大腸經。	清熱，潤肺，滑腸，解毒。	熱病煩渴，肺燥咳嗽，便秘，痔瘡。	/
西瓜	甘，寒。	歸心，胃，膀胱經。	清熱利尿，解暑生津。	暑熱煩渴，熱盛津傷，小便不利，喉痹，口瘡。	中寒濕盛者禁服。

水果類

食物名稱	性味	歸經	功效	主治	宜忌
西柚（粉紅，紅或白）	酸，甘，寒。	歸肺，胃經。	清熱化痰，生津解渴，行氣寬中，開胃消食，通便，解醉。	胃病，消化不良，醉酒，慢性咳嗽，痰多氣喘，黃疸。	易致腹痛，貧血或多痰不宜多食。
芭蕉	甘，寒。	歸脾，胃，大腸經。	清脾肺之客熱，生津液止煩渴，潤肺滑腸。	口乾渴，溫熱病，腸燥便秘等症。	脾胃虛寒，消化不良者忌食。
哈密瓜	甘，寒。	/	利小便，止渴，除煩熱，防暑氣，清熱潤燥。	發燒，中暑，口渴，尿路感染，口鼻生瘡等症狀。	患有腳氣病、黃疸、腹脹、便溏、寒性咳喘以及產後、病後的人不宜多食。糖尿病人應慎用。
柚	酸，甘，寒。	歸肺，胃經。	消食，化痰，醒酒。	飲食積滯，食慾不振，醉酒。	/
柿餅	甘，澀，寒，無毒。	歸胃，大腸經。	潤肺，澀腸，止血。	吐血，咯血，血淋，腸風，痔漏，痢疾。	消化不良、胃切除後、糖尿病、脾虛泄瀉或便溏、體弱多病、產後、感冒風寒的人忌食。
香瓜	甘，寒，無毒。	歸胃，肺，大腸。	清熱解暑止渴。（香瓜籽清熱解毒利尿。）	暑熱煩渴。	出血及體虛者，脾胃虛寒，腹脹便溏者忌食。

水果類

食物名稱	性味	歸經	功效	主治	宜忌
香蕉	甘，寒。	歸肺，大腸經。	清熱，潤肺，滑腸，解毒。	熱病煩渴，肺燥咳嗽，便秘，痔瘡。	/
桑椹	酸，甘，寒。	歸肝，腎經。	滋陰養血，生津，潤腸。	肝腎不足和血虛精虧的頭暈目眩，耳鳴，鬚髮早白，失眠，消渴，腰酸，腸燥便秘，禿瘡。	脾胃虛寒便溏者禁服。
掛金燈（酸漿，金燈）	酸，甘，寒。	歸肺，腎經。	清肺利咽，化痰利水。	肺熱痰咳，百日咳，音啞咽痛，骨蒸勞熱，小便淋澀，無疱濕瘡，難產。	脾胃虛寒及孕婦禁服。
甜瓜（熟瓜，香瓜，甘瓜）	甘，寒。	歸心，胃經。	清暑熱，解煩渴，利小便。	暑熱煩渴，小便不利，暑熱下痢腹痛。	脾胃虛寒，腹脹便溏者禁服。
番荔枝（佛頭果，釋迦）	甘，寒。	/	補中，清熱解毒，殺蟲。	惡瘡腫痛，腸寄生蟲。	孕婦禁服種子。
陽桃	酸，甘，寒。	歸肺，胃經。	清熱，生津，利尿，解毒。	風熱咳嗽，咽痛，煩渴，石淋，口糜，牙痛，瘧母，酒毒。	脾胃虛寒忌服。
獼猴桃（奇異果）	酸，甘，寒。	歸胃，肝，腎經。	清熱，止渴，和胃，通淋。	煩熱，消渴，消化不良，黃疸，石淋，痔瘡。	脾胃虛寒者慎服。

水果類

微溫，溫性，熱性					
山楂	酸，甘，微溫。	歸脾，胃，肝經。	消食健胃，行氣散瘀。	飲食積滯，脘腹脹痛，泄瀉痢疾，瘀血痛經，經閉，產後腹痛，惡露不盡，疝氣或睪丸腫痛，高血脂症。	脾胃虛弱及孕婦慎服。
黃皮果	辛，甘，酸，微溫。	歸肺，胃，大腸經。	行氣，消食，化痰。	食積脹滿，脘腹疼痛，疝痛，痰飲咳喘。	多食動火，發瘡節。
覆盆子	甘，酸，微溫。	歸肝，腎經。	補肝益腎，固精縮尿，明目。	陽痿早洩，遺精滑精，宮冷不孕，帶下清稀，尿頻遺溺，目視昏暗，鬚髮早白。	陰虛火旺，小便短赤者禁服。
大棗（棗子，紅棗）	甘，溫。	歸心，脾，胃經。	補脾胃，益氣血，安心神，調營衛，和藥性。	脾胃虛弱，氣血不足，食少便溏，倦怠乏力，心悸失眠，婦人臟躁，營衛不和。	凡濕盛，痰凝，食滯，蟲積及齒病者，慎服或禁服。
人參果	甘，溫。	歸脾，胃經。	生津止渴，補脾健胃，活血調經。	失眠頭昏，煩躁口渴，不思飲食。	/
石榴（甜石榴）	甘，酸，澀，溫。	歸肺，腎，大腸經。	生津止渴，殺蟲。	咽燥口渴，蟲積，久痢。	易傷肺氣，生痰，損齒，不可多食。
石榴（酸石榴）	酸，溫。	歸肺，腎，大腸經。	止渴，澀腸，止血。	津傷燥渴，滑瀉，久痢，崩漏，帶下。	不宜過量服用。

水果類

食物名稱	性味	歸經	功效	主治	宜忌
杏子	酸，甘，溫。	歸肺，心經。	潤肺定喘，生津止渴。	肺燥咳嗽，津傷口渴。	不宜多食。
佛手柑	辛，苦，溫。	歸肝，脾，肺經。	疏肝理氣，和胃化痰。	肝氣鬱結之脅痛，胸悶，肝胃不和，脾胃氣滯之脘腹脹痛，噯氣，惡心，久咳痰多。	陰虛有火，無氣滯者慎服。
沙棘（醋柳果，沙棗，酸刺）	酸，澀，溫。	歸肝，胃，大腸，小腸經。	止咳化痰，健胃消食，活血散瘀。	咳嗽痰多，肺膿腫，消化不良，食積腹痛，胃痛，腸炎，閉經，跌打瘀腫。	/
金橘（金橘，金彈，金柑）	甘，微酸，辛，溫。	歸肝，脾，胃經。	理氣，解鬱，化痰，醒酒。	胸悶鬱結，脘腹痞脹，食滯納呆，咳嗽痰多，傷酒口渴。	/
桃子	甘，酸，溫。	歸肺，大腸經。	生津，潤腸，活血，消積。	津少口渴，腸燥便秘，閉經，積聚。	不宜多食。
荔枝	甘，酸，溫。	歸肝，脾經。	養血健脾，行氣消腫。	病後體虛，津傷口渴，脾虛泄瀉，呃逆，食少，瘰癧，疔腫，外傷出血。	陰虛火旺者慎服。
楊梅	甘，酸，溫。	歸脾，胃，肝經。	生津止渴，和中消食，解酒，澀腸，止血。	煩渴，嘔吐，呃逆，胃痛，食慾不振，食積腹痛，飲酒過度，腹瀉，痢疾，鼻血，頭痛，跌打損傷，骨折，燙火傷。	多食損齒。

水果類

食物名稱	性味	歸經	功效	主治	宜忌
韶子（紅毛丹）	甘，酸，溫。	/	/	暴痢，心腹冷。	/
龍眼肉（桂圓）	甘，溫。	歸心，脾經。	補心脾，益氣血，安神。	虛勞，驚悸，怔忡，失眠，健忘，血虛萎黃，月經不調，崩漏。	內有痰火及濕滯停飲者忌服。
檳榔	苦，辛，溫。	歸胃，大腸經。	驅蟲消積，下氣行水，截瘧。	蟲積，食滯，脘腹脹痛，瀉痢後重，腳氣，水腫，瘧疾。	氣虛下陷者禁服。
櫻桃（車厘子）	甘，酸，溫。	歸脾，腎經。	補脾益腎。	脾虛泄瀉，腎虛遺精，腰腿疼痛，四肢不仁，癱瘓。	不宜多食。
鱷梨（牛油果）	溫。	/	溫肺補虛、益肝、健脾潤腸	/	大便溏瀉不宜多吃者
榴槤	辛，甘，熱。	歸肝，腎，肺經。	活血散寒，緩急止痛。	精血虧虛鬚髮早白，衰老，風熱，黃疸，疥癬，皮膚瘙癢、痛經等症。	熱型體格和陰虛體格慎食；糖尿病，心臟病和高膽固醇血症患者不應食用。

禽肉類

食物名稱	性味	歸經	功效	主治	宜忌
平性					
白鴨肉	甘，微鹹，平。	歸肺，脾，腎經。	補氣滋陰，利水消腫。	虛勞骨蒸，咳嗽，水腫。	外感未清，脾虛便溏，腸風下血者禁食。
竹雞	甘，平。	歸脾，肝經。	補中益氣，殺蟲解毒。	脾胃虛弱，消化不良，大便溏泄，痔瘡。	烹宜用薑。竹雞有毒，宜生薑解之。
烏骨雞	甘，平。	歸肝，腎，肺經。	補肝腎，益氣血，退虛熱。	虛勞羸瘦，骨蒸癆熱，消渴，遺精，滑精，久瀉，久痢，脾虛，崩中，帶下。	/
斑鳩	甘，平。	歸肺，腎經。	補腎，益氣，明目。	久病氣虛，身疲乏力，呃逆，兩目昏暗。	/
鴿	鹹，平。	歸肺，肝，腎經。	滋腎益氣，祛風解毒。	虛羸，消渴，婦女血虛經閉，久瘧，惡瘡，疥癩。	食此過多，亦恐氣壅。
雞血	鹹，平。	歸肝，心經。	祛風，活血，通絡，解毒。	小兒驚風，口面喎斜，目赤流淚，木舌舌脹，噁心腹痛，痿痹，跌打骨折，痘瘡不起，婦女下血不止，癰疽瘡癬，毒蟲咬傷。	/

禽肉類

食物名稱	性味	歸經	功效	主治	宜忌
雞腸	甘，平。	/	益腎，固精，止遺。	遺尿，小便頻數，失禁，遺精，小便混濁色白，痔瘻，消渴。	/
鵝肉	甘，平。	歸脾，肝，肺經。	益氣補虛，和胃止渴。	虛羸，消渴。	濕熱內蘊者禁食。
鵝血	鹹，微毒，平。	/	解毒，散血，消堅。	噎膈反胃，藥物中毒。	/
鵝掌	甘，平。	/	補氣益血。	年老體弱，病後體虛，不任峻補。	/
鷓鴣	甘，平。	歸肺，脾經。	益中氣，止痢，壯筋骨。	脾虛瀉痢，小兒疳積，風濕痹證。	不可共豬肉食之。助肝風。
微溫，溫性，熱性					
雉（野雞）	甘，酸，溫。	歸脾，胃，肝經。	補中益氣，生津止渴。	脾虛泄痢，胸腹脹滿，消渴，小便頻數，痰喘，瘡瘻。	有痼疾者慎服。
雞肝	甘，溫。	歸肝，腎，脾經。	補肝腎，明目，消疳，殺蟲。	肝虛目暗，目翳，夜盲，小兒疳積，妊娠胎漏，小兒遺尿，婦人陰蝕。	/

禽肉類

食物名稱	性味	歸經	功效	主治	宜忌
雞肉	甘，溫。	歸脾，胃經。	溫中，益氣，補精，填髓。	虛勞羸瘦，病後體虛，食少納呆，反胃，瀉痢，消渴，水腫，小便頻數，崩漏，帶下，產後乳少。	肥膩壅滯，有外邪者皆忌食之。多食生熱動風。
鷓鴣	甘，溫。	歸脾，胃，心經。	滋養補虛，開胃化痰。	體虛乏力，失眠，胃病，下痢，小兒疳積，咳嗽痰多，百日咳。	不可與竹筍同食，令人小腹脹。

畜肉類

食物名稱	性味	歸經	功效	主治	宜忌
平性					
牛血	鹹，平。	/	健脾補中，養血活血。	脾虛羸瘦，經閉，血痢，便血，金瘡折傷。	/
牛肝	甘，平。	/	補肝，養血，明目。	虛勞羸瘦，血虛萎黃，青盲雀目，驚癇。	忌與鮎魚同食。
牛肺	甘，平。	/	益肺，止咳喘。	肺虛咳嗽喘逆。	/
牛腎	甘，鹹，平。	/	補腎益精，強腰膝，止痹痛。	虛勞腎虧，陽痿氣乏，腰膝酸軟，濕痹疼痛。	/
牛腸	甘，平。	/	厚腸止瀉。	腸風下血，痔瘻。	/
羊血	鹹，平，無毒。	/	補血，止血，散瘀，解毒。	婦女血虛中風，月經不調，崩漏，產後血暈，吐血，鼻血，便血，痔血，尿血，跌打損傷。	服地黃，何首烏諸補藥者忌之。
羊肺	甘，平。	/	補肺，止咳，利水。	肺痿，咳嗽氣喘，消渴，水腫，小便不利或頻數。	外感未清者忌。
野豬肉	甘，平。	/	補五臟，潤肌膚，祛風解毒。	虛弱羸瘦，癲癇，腸風便血，痔瘡出血。	服巴豆藥者忌之。

畜肉類

食物名稱	性味	歸經	功效	主治	宜忌
豬心	甘，鹹，平。	歸心經。	養心，安神，鎮驚。	驚悸，怔忡，自汗，失眠，風癇。	不可多食，能耗心氣，又不與吳茱萸合食。
豬舌	甘，平。	/	健脾益氣。	脾虛食少，四肢羸弱。	/
豬血	鹹，平。	歸心，肝經。	補血，養心，止血。	頭風眩暈，崩漏，宮頸糜爛。	/
豬胰	甘，平。	/	益肺，補脾，潤燥。	肺痿咳嗽，肺脹喘急，咯血，脾虛下痢，乳汁不通，手足皸裂，糖尿病。	多食之損陽。
豬脬（豬胱）	甘，鹹，平。	歸膀胱經。		夢中遺溺，疝氣墜痛，陰囊濕癢，玉莖生瘡，產婦損傷膀胱。	/
豬脾	甘，平。	歸脾，胃經。	健脾，消積。	脾虛食少，脾積痞塊。	/
豬腎	鹹，平。	歸腎經。	補腎益精，利水。	腎虛腰痛，遺精盜汗，耳聾，產後虛羸，身面浮腫。	不可久食，不與吳茱萸，白花菜合食。
豬蹄	甘，鹹，平。	歸胃經。	補血，潤膚，通乳，托瘡。	虛勞羸瘦，產後乳少，面皺少華，癰疽瘡毒。	/

畜肉類

食物名稱	性味	歸經	功效	主治	宜忌
驢肉	甘，酸，平。	/	補益氣血。	勞損，風眩，心煩。	多食動風，泄瀉。勿與荊芥茶，荸薺，豬肉同食。孕婦忌之。
驢骨	甘，平。	/	補腎，壯骨。	耳聾，消渴，癧癘風，小兒解顱。	/
微涼，涼性，微寒，寒性					
山羊肝	甘，苦，涼。	/	補肝明目，清熱。	肝虛目暗，視物不明，目赤腫痛，雀目，虛羸。	青羊肝合小豆食之，令人目少明。
牛筋	甘，涼。	/	補肝強筋，祛風熱，利尿。	筋脈勞傷，風熱體倦，腹脹，小便不利。	牛筋多食，令人生肉刺。
羊肝	甘，苦，涼。	歸肝經。	養血，補肝，明目。	血虛萎黃，羸瘦乏力，肝虛目暗，雀目，青盲，障翳。	不可合豬肉、梅子、苦筍食之。孕婦慎食。忌銅，鐵。
豬皮	甘，涼。	歸肺，腎經。	清熱養陰，利咽，養血止血。	少陰客熱下痢，咽痛，吐血，鼻血，便血，崩漏，紫癜。	若無心煩，咽痛兼證者，是寒滑下利，不宜用此。
馬肉	甘，酸，微寒。	/	強筋壯骨。	痿痹，筋骨無力，禿瘡。	下利者，食馬肉必加劇。忌倉米，薑，蒼耳子。孕婦慎食。

畜肉類

食物名稱	性味	歸經	功效	主治	宜忌
豬肉	甘，鹹，微寒。	歸脾，胃，腎經。	補虛，滋陰，潤燥。	體虛羸瘦，熱病傷津，燥咳，消渴，便秘。	濕熱，痰滯內蘊者慎服。
豬肺	甘，微寒。	歸肺經。	補肺，止咳，止血。	肺虛咳嗽，咯血。	不與白花菜合食，令人氣滯，發霍亂。
豬骨	甘，微寒。	/	止渴，補虛，解毒。	消渴，肺結核，產後乳少，下痢，疽毒，牛皮癬。	/
豬腸	甘，微寒。	歸大，小腸經。	祛風，解毒，止血。	腸風便血，血痢，痔漏，脱肛。	外感不清或脾虛滑泄者均忌。
兔肉	甘，寒。	歸肝，大腸經。	健脾益氣，涼血解毒。	胃熱消渴，虛弱羸瘦，胃熱嘔吐，腸風便血，濕熱痹，丹毒。	久食弱陽，令人色萎；與薑同食，令人心痛。
兔肝	甘，苦，鹹，寒。	/	補肝，明目，退翳。	肝虛眩暈，目暗昏糊，目翳，風熱目赤，目痛。	/
豬髓	甘，寒。	歸腎經。	滋陰益髓，生肌。	骨蒸勞熱，遺精，帶濁，消渴，瘡瘍。	/
微溫，溫性，熱性					
火腿	甘，鹹，溫。	/	健脾開胃，滋腎益精，補氣養血。	虛勞，怔忡，虛痢泄瀉，腰腳軟弱，漏瘡。	外感未清，濕熱內戀，積滯未淨，脹悶未消者均忌。

畜肉類

食物名稱	性味	歸經	功效	主治	宜忌
牛肉	甘。水牛肉性涼，黃牛肉性溫。	/	補脾胃，益氣血，強筋骨。	脾胃虛弱，氣血不足，虛勞羸瘦，腰膝酸軟，消渴，吐瀉，痞積，水腫。	牛自死，病死者，禁食其肉。
牛肚	甘，溫。	/	補虛羸，健脾胃。	病後虛羸，氣血不足，消渴，風眩，水腫。	/
牛骨	甘，溫，無毒。	/	蠲痹，解毒。	關節炎，瀉痢，疳瘡。	/
牛脾	甘，酸，溫。	/	健脾消積。	脾胃虛弱，食積痞滿。	/
牛鞭	甘，鹹，溫。	/	補腎壯陽，散寒止痛。	腎虛陽痿，遺精，宮寒不孕，遺尿，耳鳴，膝酸軟，疝氣。	/
羊心	甘，溫。	/	解鬱，補心。	心氣鬱結，驚悸不安。	/
山羊血	甘，鹹，溫。	歸心，肝經。	活血散瘀，止痛接骨。	跌打損傷，骨折，筋骨疼痛，吐血，鼻血，嘔血，咯血，便血，尿血，崩漏下血，月經不調，難產，癰腫瘡癤	陰虛體熱者，食之令人發病。
羊皮	甘，溫。	/	補虛，祛瘀，消腫。	虛勞羸弱，肺脾氣虛，跌打腫痛。	/
牛髓	甘，溫。	歸腎，心，脾經。	補腎填髓，潤肺，止血，止帶。	精血虧損，虛癆羸瘦，消渴，吐血，便血，崩漏，帶下。	/

畜肉類

食物名稱	性味	歸經	功效	主治	宜忌
羊肚	甘，溫。	健脾胃。	補虛損	脾胃虛弱，納呆，反胃，虛勞羸瘦，自汗盜汗，消渴，尿頻	/
羊骨	甘，溫。	歸腎經。	補腎，強筋骨，止血。	虛勞羸瘦，腰膝無力，筋骨攣痛，耳聾，齒搖，膏淋，小便混濁色白，久瀉，久痢，月經過多，鼻血，便血。	宿有熱者不可食。
羊脬（膀胱）	甘，溫。	/	縮小便。	下焦氣虛，尿頻遺尿。	/
羊腎	甘，溫。	/	補腎，益精。	腎虛勞損，腰脊冷痛，足膝痿弱，耳鳴，耳聾，消渴，陽痿，滑精，尿頻，遺尿。	/
羊髓	甘，溫，無毒。	/	益陰填髓，潤肺澤膚，清熱解毒。	虛勞羸瘦，骨蒸勞熱，肺痿咳嗽，消渴，皮毛憔悴，目赤，目翳，癰疽瘡瘍。	外感病禁服。
鹿肉	甘，溫。	歸脾，腎經。	益氣助陽，養血祛風。	虛勞羸瘦，陽痿，腰脊酸痛，中風口僻。	上焦有痰熱，胃家有火，吐血屬陰衰火盛者，俱忌。

畜肉類

食物名稱	性味	歸經	功效	主治	宜忌
鹿血	甘，溫。	/	補虛，養血，止血。	精血不足，腰痛，陽痿，遺精，血虛心悸，失眠，肺痿吐血，鼻血，崩漏，帶下。	/
鹿尾	甘，鹹，溫。	/	補腎陽，益精氣。	腎虛遺精，腰脊疼痛，頭昏耳鳴。	陽盛有熱者忌服。
鹿茸	甘，鹹，溫。	歸腎，肝經。	壯腎陽，益精血，強筋骨，托瘡毒。	腎陽虛衰，陽痿滑精，宮冷不孕，虛勞羸瘦，神疲畏寒，眩暈，耳鳴耳聾，腰背酸痛，筋骨痿軟，小兒五遲，女子崩漏帶下，陰疽。	凡陰虛陽亢，血分有熱，胃火盛或肺有痰熱以及外感熱病者均禁服。
鹿筋	鹹，溫。	/	補肝腎，強筋骨。	手足無力，勞損絕傷，轉筋。	/
鹿鞭	甘，鹹，溫。	歸肝，腎，膀胱經。	補腎精，壯腎陽，強腰膝。	腎虛勞損，腰膝酸痛，耳聾耳鳴，陽痿，遺精，滑精，早洩，宮寒不孕，帶下清稀。	素體陽盛者慎服。
豬肚	甘，溫。	/	補虛損，健脾胃。	虛勞羸瘦，勞瘵咳嗽，脾虛食少，消渴，小便頻數，泄瀉，遺精，帶下，小兒疳積。	外感未清，胸腹痞脹者，均忌。
豬肝	甘，苦，溫。	歸脾，胃，肝經。	補肝明目，養血健脾。	肝虛目昏，夜盲，血虛萎黃，小兒疳積，腳氣浮腫，水腫，久痢，脫肛，帶下。	/

畜肉類

食物名稱	性味	歸經	功效	主治	宜忌
駱駝肉	甘，溫。	/	補氣血，壯筋，潤膚。	/	/
山羊肉	甘，熱。	/	補虛損，助腎陽，壯筋骨。	虛勞內傷，筋骨痹弱，腰脊酸軟，陽痿精寒，赤白帶下，血冷不孕。	熱病時疫患者禁服。孕婦慎服。
羊肉	甘，熱。	歸脾，胃，腎經。	溫中暖腎，益氣補虛。	脾胃虛寒，食少反胃，虛寒瀉痢，腰膝酸軟，陽痿，小便頻數，寒疝，虛勞羸瘦，產後虛羸少氣，缺乳。	外感時邪或有宿熱者禁服。孕婦不宜多食。

水產類

食物名稱	性味	歸經	功效	主治	宜忌
魚類					
平性					
公魚（裂腹魚）	甘，平，無毒。	/	/	婦人勞損，崩漏下血，小兒痰熱風癇，丹毒。	/
比目魚（鮃魚，鰈魚，鰨魚）	甘，平。	/	健脾益氣，補脾胃，解毒。	脾胃虛弱，消化不良，急腸炎等。	/
白魚（白扁魚，魚）	甘，平。	歸脾，胃，肝經。	開胃消食，健脾行水。	食積不化，水腫。	患瘡癤者慎服。
石首魚（黃花魚）	甘，鹹，平。	歸胃，肝，腎經。	益氣養胃，補腎，明目。	病後，產後體虛，乳汁不足，腎虛腰痛，水腫，視物昏花。	患風疾，痰疾及瘡瘍者慎服。
石鮅魚（鱲魚）	甘，平，有小毒。	/	解毒，殺蟲。	瘡疥癬。	/
石鯽（華鯨）	甘，平，無毒。	/	健脾胃，利尿，解毒。	脾胃虛弱，食後飽脹，水腫，黃疸，癰瘡腫毒。	/
花魚（黑斑條鰍）	甘，平。	/	補肺腎，益精，止嗽。	咳喘氣短，神疲乏力。	/
青魚	甘，平。	歸肝經。	化濕除痹，益氣和中。	腳氣濕痹，腰腳軟弱，胃脘病，痢疾。	不可同白朮或蒼朮、葵、蒜、生胡荽、豆醬食之。

水產類

食物名稱	性味	歸經	功效	主治	宜忌
泥鰍	甘，平。	歸脾，胃，腎經。	補益脾胃，利水，解毒。	脾虛泄痢，熱病口渴，消渴，小兒盜汗，水腫，小便不利，陽事不舉，病毒性肝炎，痔瘡，疔瘡，皮膚瘙癢。	忌犬血，荊芥，何首烏。
秋刀魚（竹刀魚）	甘，平。	/	滋陰潤燥，健脾益胃。	/	/
剝皮魚（馬面魨，橡皮魚）	甘，平。	歸脾經。	止血解毒，健脾消食。	消化道出血，外傷出血，胃炎等症。	/
海鷂魚（赤魟，花點魟）	甘，鹹，平。	歸腎經。	益腎，通淋。	男子小便混濁色白或如脂膏，陰莖澀痛。	/
勒魚（曹白魚）	甘，平。	歸脾，胃經。	健脾開胃，養心安神。	脾虛泄瀉，消化不良，噤口不食，心悸怔忡。	不宜多食。
帶魚	甘，平。	/	補虛，解毒，止血。	病後體虛，產後乳汁不足，瘡癧癰腫，外傷出血。	不宜多食。
魚鰾	甘，平。	歸腎，肝經。	補腎，養血，止血，消腫。	腎虛遺精滑精，帶下清稀，滑胎，血虛筋攣，產後風痙，破傷風，吐血，崩漏，外傷出血，癰腫，潰瘍，痔瘡。	胃呆痰多者禁服。

水產類

食物名稱	性味	歸經	功效	主治	宜忌
黃姑魚	甘，鹹，平。	/	補腎利水消腫。	產後腹痛，腎炎浮腫。	/
黃顙魚	甘，平。	/	祛風利水，解毒斂瘡。	水氣浮腫，小便不利，瘰鬁，惡瘡。	發風動氣，發瘡疥，病人尤忌食之。
塘虱魚	甘，平。	/	益腎，調中，養血，止血。	久病體虛，腰膝酸痛，小兒疳積，哮喘，鼻血，倒經。	/
銀魚（白飯魚）	甘，平。	歸脾，胃，肺經。	補虛，潤肺，健胃。	營養不良，肺虛咳嗽，脾虛泄瀉，小兒疳積。	水晶魚，不可多食，動濕生瘡。
遮目魚（虱目魚，麻虱魚，白鱗魚）	甘，平。	/	保護肝臟，強筋，安益心神。	/	/
魴魚	甘，平。	歸脾，胃經。	健脾益胃，消食和中。	消化不良，胸腹脹滿。	患疳痢者不得食。
鮐魚（鯖魚）	甘，平。	/	/	/	/
鮠魚（長吻鮠）	甘，平。	歸脾經。	補中益氣，開胃，行水。	脾胃虛弱，不思飲食，水氣浮腫，小便不利。	不可與野雉，野豬肉，鹿肉合食。赤目赤鬚者忌食。
鮧魚（鮎魚，鯰魚）	甘，平。	/	滋陰補虛，健脾開胃，下乳，利尿。	虛損羸弱，脾胃不健，消化不良，產後乳少，水腫，小便不利。	忌鹿肉，牛肝，野雞，野豬，荊芥，何首烏。

水產類

食物名稱	性味	歸經	功效	主治	宜忌
鮸魚（敏魚）	甘，平，無毒。	/	補中益氣。	/	不宜多食，發瘡疥，動脾濕，足膝不利。
鯊魚肉（鮫魚肉）	甘，鹹，平。	歸脾，肺經。	補虛，健脾，利水，祛瘀消腫。	久病體虛，脾虛浮腫，創口久不癒合，痔瘡。	忌和甘草同用。
鯊魚翅（鮫魚翅）	甘，平。	歸腎，肺，胃經。	益氣，補虛·開胃。	虛勞，胃虛，腹瀉。	/
鯉魚	甘，平。	歸脾，腎，胃，膽經。	健脾和胃，下氣利水，通乳，安胎。	胃痛，泄瀉，水濕腫滿，小便不利，腳氣，黃疸，咳嗽氣逆，胎動不安，妊娠水腫，產後乳汁稀少。	風熱者慎服。
鯽魚	甘，平。	歸脾，胃，大腸經。	健脾和胃，利水消腫，通血脈。	脾胃虛弱，納少反胃，產後乳汁不行，痢疾，便血，水腫，癰腫，瘰癧，牙疳。	忌砂糖，豬肝，雞。熱疾者，外感邪盛時，瀉痢忌之。多食及煎食易動火。
鯔魚（梭魚，烏頭）	甘，平。	歸脾，胃，肺經。	益氣健脾，開胃消食，散瘀止痛。	脾胃虛弱，消化不良，小兒疳積，貧血，百日咳，產後瘀血，跌打損傷。	味厚性膩，病新癒者忌。

水產類

食物名稱	性味	歸經	功效	主治	宜忌
鯧魚	甘，平。	/	益氣養血，舒筋利骨。	脾胃虛弱，消化不良，血虛，病後體虛，貧血，筋骨酸痛，四肢麻木。	鯧魚子慎服，令人痢下。多食發疥動風。
鯪魚（鯰魚）	甘，平。	歸胃，膀胱經。	清熱利水除濕。	膀胱熱結，水臌，黃疸。	燥火動氣，陰虛虛喘嗽忌之。
鯮魚	甘，平。	/	補虛益脾，強筋骨。	久病體弱，脾胃不和，食慾不振，腰膝酸軟，行走不利。	/
鰏魚	甘，平。	/	健脾益氣。	小兒消化不良，黃疸性肝炎恢復期。	/
鰕虎魚	甘，鹹，平。	歸脾，胃經。	溫中益氣，補腎壯陽。	虛寒腹痛，胃痛，疳積，消化不良，陽痿，遺精，早洩，小便淋瀝。	不宜久食。
鰣魚	甘，平。	歸脾，肺經。	健脾補肺，行水消腫。	虛勞，久咳，水腫。	不宜多食，久食。
鰻鱺魚（白鱔）	甘，平。	/	健脾補肺，益腎固沖，祛風除濕，解毒殺蟲。	五臟虛損，消化不良，小兒疳積，肺癆咳嗽，陽痿，崩漏帶下，腳氣水腫，風濕骨痛，腸風，痢疾，瘡瘍痔瘺，瘧疾，腸道寄生蟲。	痰多泄瀉者忌服。

水產類

食物名稱	性味	歸經	功效	主治	宜忌
鱖魚（鯚魚，桂魚）	甘，平。	歸脾，胃經。	補氣血，益脾胃。	虛勞羸瘦，脾胃虛弱，腸風便血。	寒濕病者慎食。
鱘魚	甘，平。	歸肺，肝經。	益氣補虛，活血通淋。	久病體虛，貧血，血淋，前列腺炎。	不宜久服。
鱸魚（鯷魚）	甘，平。	歸脾，肝經。	益氣養血。	病後體虛，筋骨無力，貧血，營養不良。	不宜久食。
鱭魚	甘，平。	/	健脾補氣，瀉火解毒。	慢性胃腸功能紊亂，消化不良，瘡癧癰疽。	不宜多食。濕邪內阻及瘡疥，敗疽，痔漏者慎服。
鱸魚	甘，平。	/	益脾胃，補肝腎。	脾虛瀉痢，消化不良，疳積，百日咳，水腫，筋骨痿弱，胎動不安，瘡瘍久不癒合。	多食發痃癖及瘡腫，不可與乳酪同食。
微涼，涼性，微寒，寒性					
文鰩魚	甘，涼，酸，無毒。	/	催產，止痛，解毒消腫。	難產，胃痛，血痢腹痛，疝痛，乳瘡，痔瘡。	/
鱵魚（針魚）	甘，微寒。	/	養陰益氣，解毒。	陰虛煩熱，盜汗，自汗，瘡癧潰瘍。	/

水產類

食物名稱	性味	歸經	功效	主治	宜忌
鱧魚（生魚）	甘，涼。	歸脾，胃，肺，腎經。	補益脾胃，利水消腫。	身面浮腫，妊娠水腫，濕痹，腳氣，產後乳少，習慣性流產，肺癆體虛，胃脘脹滿，腸風及痔瘡下血，疥癬。	有瘡者不可食，令人瘢白。
金錢魚（紅衫，黃肚，紅哥鯉）	鹹，寒。	歸肺，肝，大腸經。	涼肝息風，清熱涼血，清腸止痢。	小兒驚風，溫病高熱，久痢，大便膿血。	/
微溫，溫性，熱性					
土附（沙塘鱧）	甘，溫，無毒。	/	補脾益氣，除濕利水。	脾虛食少，水腫，濕瘡，疥癬。	/
石斑魚	甘，溫。	/	潛陽，養血，安神。	神志不安，心悸，失眠，健忘，頭暈。	/
竹魚（野鯪魚）	甘，溫。	/	益氣，除濕。	久病體虛，腰腿疼痛。	/
河豚	甘，溫，有毒。	歸肝，腎經。	滋補肝腎，祛濕止痛。	陽痿，遺尿，眩暈，腰膝酸軟，風濕痹痛，皮膚瘙癢。	瘡、疥、腳氣患者慎服。河豚內臟及血有劇毒。
長蛇鯔（神仙梭，細鱗丁，丁魚）	甘，鹹，溫。	歸脾，腎經。	健脾補腎，固精縮尿。	遺精夜尿。	/

水產類

食物名稱	性味	歸經	功效	主治	宜忌
海鰻	甘，溫。	歸肺，肝，腎經。	補虛潤肺，祛風通絡，解毒。	病後產後體虛，遺精，貧血，神經衰弱，氣管炎，面神經麻痹，骨節疼痛，急性結膜炎，瘡癬，痔瘺。	/
海鱔	辛，甘，溫。	/	止血，消炎，收斂。	痔瘡，無名腫毒，胸痛，外傷出血。	本品有毒，勿過量食用。
馬鮫魚	甘，溫。	/	強壯，提神，防老。	產後虛弱，神經衰弱，疥瘡。	/
黃鯝魚（黃尾鯝）	甘，溫，無毒。	/	溫中止瀉。	胃寒泄瀉。	多食令人發熱作渴。
蝤蛑（鋸緣青蟹、日本蟳）	鹹，微辛，溫。	/	活血化瘀，消食，通乳。	血瘀經閉，產後瘀滯腹痛，消化不良，食積痞滿，乳汁不足。	孕婦慎服。
鯇魚	甘，溫。	歸脾，胃經。	平肝息風，溫中和胃。	虛勞，肝風頭痛，久瘧，食後飽脹，嘔吐泄瀉。	不宜久服。
鰱魚	甘，溫。	歸脾，胃經。	溫中益氣，利水。	久病體虛，水腫。	患痘疹、瘧疾、痢疾、目疾或瘡瘍者慎服。
鱅魚	甘，溫。	/	溫中健脾，壯筋骨。	脾胃虛弱，消化不良，肢體腫脹，腰膝酸痛，步履無力。	多食動風熱，發瘡疥。

水產類

食物名稱	性味	歸經	功效	主治	宜忌
鱒魚	甘，溫，無毒。	/	暖胃和中。	/	多食發瘡，動風熱，發疥癬。
鱔魚（黃鱔）	甘，溫。	歸肝，脾，腎經。	益氣血，補肝腎，強筋骨，祛風濕。	虛勞，疳積，陽痿，腰痛，腰膝酸軟，風寒濕痹，產後淋瀝，久痢膿血，痔瘺，　瘡。	虛熱及外感病患者慎服。
鱤魚	甘，溫。	歸脾，胃經。	暖中益胃。	嘔吐	/
鮰魚	甘，熱，有小毒。	/	壯陽道，溫中補衰。	/	/

甲貝類

平性					
牡蠣肉（蠔）	甘，鹹，平。	/	養血安神，軟堅消腫。	煩熱失眠，心神不安，瘰癧。	脾虛精滑者慎服。
柯（蛤琍）	鹹，平，無毒。	/	退翳明目。	目赤，翳膜，肉，遠視不明，眼部澀癢。	/
扇貝（乾貝蛤，海扇）	甘，鹹，平。	/	下氣調中，利五臟，療消渴，平肝，化痰，清熱，滋陰補腎。	身體虛弱，食慾不振，兩眼昏花，營養不良等病症。	/
海月	甘，平。	/	消食化痰，調中利膈。	痰結食積，黃疸，消渴。	/

水產類

食物名稱	性味	歸經	功效	主治	宜忌
海膽	鹹，平，有小毒。	/	化痰軟堅，散結，制酸止痛。	瘰癧痰核，哮喘，胸肋脹痛，胃痛。	/
龜肉	甘，鹹，平。	/	益陰補血。	勞熱骨蒸，久嗽咯血，久瘧，血痢，腸風下血，筋骨疼痛，老人尿頻尿急。	/
鰒魚（鮑魚）	甘，鹹，平。	/	滋陰清熱，益精明目，調經潤腸。	勞熱骨蒸，咳嗽，青盲內障，月經不調，帶下，腎虛小便頻數，大便燥結。	體堅難化，脾弱者飲汁為宜。
鱉肉（甲魚肉，水魚肉）	甘，平。	歸肝經。	滋陰補腎，清退虛熱。	虛勞羸瘦，骨蒸癆熱，久瘧，久痢，崩漏，帶下，癥瘕，瘰癧。	脾胃陽虛及孕婦慎服。
鱟肉	辛，鹹，平，有毒。	/	清熱明目，解毒消腫。	目赤腫痛，翳膜遮睛，痔瘡，膿皰瘡。	多食發嗽並瘡癬。
微涼，涼性，微寒，寒性					
海螺	甘，涼。	歸肝經。	清熱明目。	目痛，心腹熱痛。	腸胃虛寒者忌。
文蛤肉	甘，微寒。	/	潤燥止渴，軟堅消腫。	消渴，肺結核，陰虛盜汗，癭瘤，瘰癧。	/

水產類

食物名稱	性味	歸經	功效	主治	宜忌
牡蠣（蠔殼）	鹹，微寒。	歸肝，腎經。	平肝潛陽，重鎮安神，軟堅散結，收斂固澀。	眩暈耳鳴，驚悸失眠，瘰癧癭瘤，癥瘕痞塊，自汗盜汗，遺精，崩漏，帶下。	本品多服久服，易引起便秘和消化不良。
海決明	鹹，微寒。	/	平肝潛陽。	高血壓病，頭暈頭痛，慢性肝炎。	/
龜甲	鹹，甘，微寒。	歸肝，腎，心經。	滋陰潛陽，補腎健骨，補心安神，固經止血。	陰虛潮熱，骨蒸盜汗，頭暈目眩，虛風內動，手足蠕動，筋骨痿弱，小兒囟門不合，驚悸失眠，健忘，月經過多，崩中漏下。	脾胃虛寒及孕婦禁服。
田螺	甘，鹹，寒。	歸肝，脾，膀胱經。	清熱，利水，止渴，解毒。	小便赤澀，目赤腫痛，黃疸，腳氣，浮腫，消渴，痔瘡，疔瘡腫毒。	病非關火閉氣結或風熱者，勿用。過食，令人腹瀉泄瀉，急磨木香酒解之。
青蟹	鹹，寒。	/	化瘀，利尿，補虛。	產後腹痛，乳汁不足，體虛水腫。	/
蚌肉	甘，鹹，寒。	歸肝，腎二經。	清熱解毒，滋陰明目。	煩熱，消渴，血崩，帶下，痔瘺，目赤。	脾胃虛寒者慎服。
蛤仔	甘，鹹，寒。	/	清熱解毒，收斂生肌。	瘡，黃水瘡。	/

水產類

食物名稱	性味	歸經	功效	主治	宜忌
蜆肉	冷，無毒。	/	清熱，利濕，解毒。	消渴，目黃，濕毒腳氣，疔瘡癰腫。	多食發嗽及冷氣，消腎。遺濁勿食。
蝸牛	性寒，味鹹，有小毒。	歸膀胱，胃，大腸經。	清熱解毒，鎮驚，消腫。	風熱驚癇，小兒臍風，消渴，喉痹，喉下諸腫，痄腮，瘰癧，癰腫丹毒，痔瘡，脱肛，蜈蚣咬傷。	不宜久服。脾胃虛寒者禁用。
螺螄	甘，寒。	/	清熱，利水，明目。	黃疸，水腫，瘡腫，淋濁，消渴，痢疾，目赤翳障，痔瘡。	不宜多食。脾胃虛寒者慎服。
蟛蜞	鹹，冷，有小毒。	/	解河豚毒。	膏：主濕癬，疽瘡不瘥者，塗之。	/
蟶肉	甘，鹹，寒。	歸心，肝，腎經。	補陰，清熱，除煩。	產後虛損，煩熱口渴，盜汗。	不宜生食。
蟹	鹹，寒。	/	清熱，散瘀，消腫解毒。	濕熱黃疸，產後瘀滯腹痛，筋骨損傷，癰腫疔毒，漆瘡，燙傷。	脾胃虛寒者慎服。
微溫，溫性，熱性					
干貝（江瑤柱）	甘，鹹，微溫。	/	滋陰，養血，補腎，調中。	消渴，腎虛尿頻，食慾不振。	/

水產類

食物名稱	性味	歸經	功效	主治	宜忌
蝦（河蝦）	甘，微溫。	歸肝，胃，腎經。	補腎壯陽，通乳，托毒。	腎虛陽痿，產婦乳少，麻疹透發不暢，陰疽，惡核，丹毒，　瘡。	濕熱瀉痢，癰腫熱痛，疥癩搔癢者慎服。
淡菜（青口，貽貝）	甘，鹹，溫。	歸肝，腎經。	補肝腎，益精血，消癭瘤。	虛勞羸瘦，眩暈，盜汗，陽痿，腰痛，吐血，崩漏，帶下，癭瘤。	久服令人髮脱，陽痿不起，發石，令腸結。多食令頭悶目暗。
蚶	甘，溫。	歸脾，胃經。	補氣養血，溫中健胃。	痿痹，胃痛，消化不良，下痢膿血。	不可多食；內有濕熱者慎服。
對蝦（海蝦）	甘，鹹，溫。	/	補腎興陽，滋陰息風。	腎虛陽痿，陰虛風動，手足搐搦，中風半身不遂，乳瘡，潰瘍日久不斂。	/
龍蝦	甘，鹹，溫。	/	補腎壯陽，滋陰，安神。	陽痿，筋骨疼痛，手足搐搦，神經衰弱，皮膚瘙癢，頭瘡，疥癬。	/

其他

平性					
泥蛇	甘，平。	/	祛風除濕止癢。	皮膚瘙癢，濕疹，疥瘡。	/
海星	鹹，平。	/	解毒散結，和胃止痛。	甲狀腺腫大，瘰癧，胃痛泛酸，腹瀉，中耳炎。	/

水產類

食物名稱	性味	歸經	功效	主治	宜忌
海參	甘，鹹，平。	歸腎，肺經。	補腎益精，養血潤燥，止血。	精血虧損，虛弱勞怯，陽痿，夢遺，小便頻數，腸燥便秘，肺虛咳嗽咯血，腸風便血，外傷出血。	脾虛不運，外邪未盡者禁服。
海蜇	鹹，平。	歸肝，腎，肺經。	清熱平肝，化痰消積，潤腸。	肺熱咳嗽，痰熱哮喘，食積痞脹，大便燥結，高血壓病。	忌白糖同醃。脾胃寒弱勿食。
海蜇皮	鹹，平。	歸肝，腎經。	化痰消積，祛風解毒。	咳嗽痰喘，痞積，頭風，風濕痹痛，白帶過多，瘡瘍腫毒。	/
烏梢蛇	甘，平。	歸肺，脾，肝經。	祛風濕，通經絡，止痙。	風濕頑痹，肌膚麻木，筋脈拘攣，肢體癱瘓，破傷風，麻風，風疹疥癬。	血虛生風者慎服。
烏賊魚肉（墨魚）	鹹，平。	歸肝，腎經。	養血滋陰。	血虛經閉，崩漏，帶下。	能動風氣，不可久食。
章魚（八爪魚）	甘，鹹，平。	/	養血通乳，解毒，生肌。	血虛經行不暢，產後缺乳，瘡瘍久潰。	有蕁麻疹史者不宜服。
黃梢蛇	甘，鹹，平。	/	祛風除濕，舒筋活絡。	風濕性關節炎，麻痹，癱瘓等症。	/

水產類

食物名稱	性味	歸經	功效	主治	宜忌
微涼，涼性，微寒，寒性					
青蛙（田雞）	甘，涼。	歸肺，脾，膀胱經。	利水消腫，清熱解毒，補虛。	水腫，臌脹，黃疸，蝦蟆瘟，小兒熱瘡，痢疾，疳疾，勞熱，產後體弱。	不宜多服。
條滸苔（苔條，苔菜，海青菜）	鹹，微寒，有小毒。	/	軟堅散結，清熱解毒。	/	食多，發瘡疥，令人痿黃少血色。有咳嗽人不可食。
螺旋藻	甘，鹹，微寒。	/	減輕癌症，放、化療的毒副作用，提高免疫功能，降低血脂。	可用於癌症的輔助治療，高脂血症，缺鐵性貧血，糖尿病，營養不良，病後體虛。也可作為健美減肥，及老人、婦女、兒童的保健食品。	/
水蛇	甘，鹹，寒，無毒。	/	滋陰清熱，涼血止痢。	消渴，煩熱，口乾，毒痢。	/
石花菜	甘，鹹，寒。	歸肺，腎經。	清熱解毒，化痰。	咳嗽，甲狀腺腫，痔瘡，腸炎。	脾胃虛寒，腎陽虛及體質不佳的人應儘量少食或不食。
江蘺	甘，鹹，寒。	歸脾經。	清熱，化痰軟堅，利水。	內熱，痰結癭瘤，小便不利。	/

水產類

食物名稱	性味	歸經	功效	主治	宜忌
昆布（海帶）	鹹，寒。	歸肝，胃，腎經。	軟堅化痰，利水消腫。	癭瘤，瘰癧，陰寰腫大，噎嗝，腳氣水腫。	脾胃虛寒者慎服。
海茜（海草）	鹹，寒。	歸肝，胃，腎經。	軟堅散結，清熱化痰，利水。	瘰癧，癭瘤，咽喉腫痛，咳嗽痰結，小便不利，水腫，瘡癬，心絞痛。近代用於缺碘性地方性甲狀腺腫，高血壓病，高脂血症。	不宜與甘草同用。
海藻	鹹，寒。	歸肝，胃，腎經。	消痰軟堅，利水退腫。	癭瘤，瘰癧，陰寰腫大，腳氣浮腫。	脾胃虛寒者禁服。反甘草。
海蘊	鹹，寒，無毒。	/	軟堅散結，消痰利水。	癭瘤，甲狀腺腫，喉炎，支氣管炎。	/
紫菜	甘，鹹，寒。	歸肺，脾，膀胱經。	化痰軟堅，利咽，止咳，清熱除濕，利水。	癭瘤，咽喉腫痛，咳嗽，煩躁失眠，腳氣，水腫，小便淋痛，瀉痢。	不宜多食。
蝦蟆（蛤蟆）	甘，寒。	歸心，脾經。	清熱解毒，健脾消積。	癰腫，疔癬，口瘡，乳癰，瘰癧，小兒疳積，熱痢。	/
蠣菜	鹹，寒。	/	清熱解毒，利尿。	甲狀腺腫，中暑，水腫，小便不利。	/

水產類

食物名稱	性味	歸經	功效	主治	宜忌
微溫，溫性，熱性					
百花錦蛇（百花蛇）	甘，鹹，溫。	歸肝，腎經。	搜風勝濕，通經絡，定抽搐，強腰膝。	中風半身不遂，口眼喎斜，筋脈拘急，濕痹不仁，骨節疼痛，麻風疥癬，小兒驚風和破傷風。	陰虛血少，內熱生風的人慎用。
海燕	鹹，溫，無毒。	/	補腎，祛風濕，制酸，止痛。	陽痿，風濕腰腿痛，勞傷疼痛，胃痛泛酸。	/
海螵蛸（墨魚介殼）	鹹，澀，溫。	歸肝，腎經。	收斂止血，固精止帶，制酸止痛，收濕斂瘡。	吐血，嘔血，崩漏，便血，鼻血，創傷出血，腎虛遺精滑精，赤白帶下，胃痛嘈雜，噯氣泛酸，濕疹潰瘍。	陰虛多熱者不宜多服，久服易致便秘，可適當配潤腸藥同用。
眼鏡蛇	甘，鹹，溫，有毒。	歸肝，腎經。	祛風通絡止痛。	風濕痹痛，中風癱瘓，小兒痳痺症。	血燥筋枯的人和孕婦忌用。
蘄蛇	甘，鹹，溫，有毒。	歸肝，脾經。	祛風通絡止痙。	風濕頑痹，筋脈拘攣，中風口喎，半身不遂，小兒驚風，破傷風，楊梅瘡，麻風，疥癬。	陰虛內熱及血虛生風者禁服。

奶蛋類

食物名稱	性味	歸經	功效	主治	宜忌
平性					
人乳汁（人奶）	甘，鹹，平。	歸心，肺，胃經。	滋陰養血，潤燥止渴。	虛勞羸瘦，精神衰乏，中風癱瘓，癆嗽，骨蒸盜汗，噎膈，消渴，血虛經閉，大便燥結，目赤昏暗。	臟氣虛寒，滑泄不禁，及脾胃不足之食慾不振和消化力弱人士不宜服。
鴿蛋	甘，鹹，平。	/	益氣，解毒。	瘡疥痘疹。	/
雞蛋	甘，平。	/	滋陰潤燥，養血安胎。	熱病煩悶，燥咳聲啞，目赤咽痛，胎動不安，產後口渴，小兒疳痢，瘧疾，燙傷，皮膚瘙癢，虛人羸弱。	性質凝滯，如胃中有冷痰積飲者，俱勿宜用。多食動風，阻氣，諸外感及瘧，疸，疳，痞，腫滿，肝鬱，痰飲，腳氣，痘疹，皆不可食。
雞蛋黃	甘，平。	歸心，腎，脾經。	滋陰潤燥，養血息風。	心煩失眠，熱病痙厥，虛勞吐血，嘔逆，下痢，燙傷，熱瘡，肝炎，小兒消化不良。	多食則滯。
鵪鶉蛋	甘，平。	/	補虛，健胃。	體虛肺癆，胃脘痛，肋膜炎，失眠。	/

奶蛋類

食物名稱	性味	歸經	功效	主治	宜忌
微涼，涼性，微寒，寒性					
馬奶	甘，涼。	歸肺，胃經。	養血潤燥，清熱止渴。	血虛煩熱，虛勞骨蒸，消渴，牙疳。	/
鴨蛋	甘，涼。	/	滋陰清肺，平肝，止瀉。	胸膈結熱，肝火頭痛眩暈，喉痛，齒痛，咳嗽，瀉痢。	脾陽不足，寒濕瀉痢，以及食後氣滯痞悶者不宜。
雞蛋白	甘，涼。	/	潤肺利咽，清熱解毒。	伏熱咽痛，失音，目赤，煩滿咳逆，下痢，黃疸，瘡癰腫毒，燒燙傷。	動心氣，不宜多食。共鱉同食損人。
牛乳	甘，微寒。	歸心，肺，胃經。	補虛損，益肺胃，養血，生津潤燥，解毒。	虛弱勞損，反胃噎嗝，消渴，血虛便秘，氣虛下痢，黃疸。	脾胃虛寒作瀉，中有冷痰積飲者慎服。
芝士	甘，酸，微寒。	/	滋陰，清熱，潤燥。	煩熱口渴，腸燥便秘，肌膚枯澀，癮疹熱瘡。	脾虛濕盛，胃寒瀉痢者不可食。
皮蛋	辛，澀，甘，鹹，寒。	/	瀉肺熱，醒酒，去大腸火。	瀉痢。	/
驢乳	甘，寒。	/	清熱解毒，潤燥止渴。	黃疸，小兒驚癇，風熱赤眼，消渴。	/

奶蛋類

食物名稱	性味	歸經	功效	主治	宜忌
微溫，溫性，熱性					
羊乳	甘，微溫。	歸心，肺，腎經。	補虛，潤燥，和胃，解毒。	虛勞羸瘦，消渴，心痛，反胃，噦逆，口瘡，漆瘡，蜘蛛咬傷。	令人熱中。綿羊奶，不利氣喘和蟲病。
鵝蛋	甘，溫。	/	補五臟，亦補中氣。	/	多食傷胃滯氣，發痼疾。同鱉食殺人。

其他類

食物名稱	性味	歸經	功效	主治	宜忌
			平性		
豆腐皮	甘，淡，平。	/	清肺熱，止咳消痰，養胃，解毒。	/	可滑胎，孕婦慎食。
井水	甘，平。	/	清熱解毒，利水止血。	發熱，口渴。	/
豆腐漿	甘，平。	/	清肺化痰，潤肺利尿。	虛勞咳嗽，痰火哮喘，大便秘結，小便淋濁。	/
泉水	甘，平，無毒。	/	益五臟，清肺胃，生津，利尿。	/	注意水質，有硫磺味，朱砂色者，均不可飲。
玳玳花	辛，甘，微苦，平。	/	理氣寬胸，和胃止嘔。	胸中痞悶，脘腹脹痛，不思飲食，噁心嘔吐。	/
蜂王漿	甘，酸，平。	/	滋補強壯，益肝健脾。	病後虛弱，小兒營養不良，年老體衰，傳染性肝炎，高血壓，風濕性關節炎，十二指腸潰瘍，支氣管哮喘，糖尿病，血液病，精神病，子宮功能性出血，月經不調，功能性不孕症及 髮等。	濕熱瀉痢者禁服，孕婦慎服。

其他類

食物名稱	性味	歸經	功效	主治	宜忌
蜂蜜	甘，平。	歸脾，胃，肺，大腸經。	補中，止咳，潤燥，解毒。	脘腹虛痛，肺燥咳嗽，腸燥便秘，瘡瘍，風疹，燙傷，手足皸裂。	痰濕內蘊，中滿痞脹及大便不實者禁服。
蜂膠	甘，平。	/	潤膚生肌，消炎止痛。	胃潰瘍，口腔潰瘍，宮頸糜爛，帶狀皰疹，牛皮癬，銀屑病，皮膚裂痛，雞眼，燒燙傷。	/
蜂蠟	甘，淡，平。	歸脾，胃，大腸經。	解毒，生肌，止痢，止血。	癰疽發背，瘡瘍，痢疾，胎動漏下。	濕熱痢初起者禁服。
腐乳	甘，平。	/	益胃和中。	腹脹，痿黃病，泄瀉，小兒疳積。	/
燕窩	甘，平。	歸肺，胃，腎經。	養陰潤燥，益氣補中，化痰止咳。	久病虛損，肺癆咳嗽，痰喘，咯血，吐血，久痢，久瘧，噎膈反胃，體弱遺精，小便頻數。	濕痰停滯及有表邪者慎服。
微涼，涼性，微寒，寒性					
豆腐	甘，涼。	歸脾，胃，大腸經。	清熱解毒，生津潤燥，和中益氣。	目赤腫痛，肺熱咳嗽，消渴，休息痢，脾虛腹脹。	/

其他類

食物名稱	性味	歸經	功效	主治	宜忌
夜香花	甘，涼。	/	清肝明目，去翳拔毒生肌。	目赤腫痛，翳膜遮睛，癰瘡潰爛。	/
茶葉（綠茶葉）	甘，苦，涼。	歸心，肺，胃，腎經。	清頭目，除煩渴，消食，化痰，利尿，解毒。	頭痛，目昏，目赤，多睡善寐，感冒，心煩口渴，食積，口臭，痰喘，癲癇，小便不利，瀉痢，喉腫，瘡瘍癤腫，水火燙傷。	脾胃虛寒者慎服。失眠及習慣便秘者禁服。服人參，土茯苓及含鐵葯物者禁服。服使君子飲茶易致呃。過量易致嘔吐，失眠等。
雞蛋花	甘，涼，氣香。	/	清熱，利濕，解暑。	感冒發熱，肺熱咳嗽，濕熱黃疸，泄瀉痢疾，尿路結石，預防中暑。	/
羅漢果	甘，涼。	歸肺，脾經。	清肺，化痰，止咳，潤腸。	痰火咳嗽，百日咳，咽喉炎，扁桃體炎，急性胃炎，便秘。	肺寒及外感咳嗽者忌用。
玫瑰茄（洛神花，洛神葵，山茄）	甘，苦，鹹，微寒。	歸腎經。	清熱解毒，利尿消腫，開胃助消化。	/	/
菊花	甘，苦，微寒。	歸肺，肝經。	疏風清熱，平肝明目，解毒消腫。	外感風熱或風溫初起，發熱頭痛，眩暈，目赤腫痛，疔瘡腫毒。	氣虛胃寒，食減泄瀉者慎用。

其他類

食物名稱	性味	歸經	功效	主治	宜忌
冰	甘，寒。	/	退熱消暑，解渴除煩。	傷寒陽毒，熱甚昏迷，中暑煩渴。	不可過食。
苦丁茶	甘，苦，寒。	歸肝，肺，胃經。	疏風清熱，明目生津。	風熱頭痛，齒痛，目赤，聤耳，口瘡，熱病煩渴，泄瀉，痢疾。	/
涼粉草	甘，淡，寒。	/	消暑清熱，涼血解毒。	中暑，糖尿病，黃疸，泄瀉，痢疾，高血壓病，肌肉，關節疼痛，急性腎炎，風火牙痛，燒燙傷，丹毒，梅毒，漆過敏。	/
雪	甘，寒。	/	清熱解毒，醒酒止渴，退黃。	高熱，酒醉。	/
普洱茶（生普洱）	甘，苦，寒。	歸胃，肝，大腸經。	清熱，辟穢，解酒，透疹。	暑熱口渴，頭痛目昏，痧氣腹痛，痢疾，肉食積滯，酒毒，神疲多眠，麻疹透發不暢。	體弱而中焦虛寒者慎服。
微溫，溫性，熱性					
咖啡	苦，微溫，芳香。	/	興奮提神，利尿，經炒焙過的咖啡可助消化。	/	/

其他類

食物名稱	性味	歸經	功效	主治	宜忌
蠶蛹	甘，鹹，微溫。	/	殺蟲療疳，生津止渴。	肺癆，小兒疳積，發熱，蛔蟲病，消渴。	/
月見草	甘，溫。	/	強筋骨，祛風濕。	風濕症，筋骨疼痛。	/
月季花	甘，微苦，溫。	歸肝經。	活血調經，解毒消腫。	月經不調，痛經，閉經，跌打損傷，瘀血腫痛，瘰癧，癰腫，燙傷。	多服久服，可能引便溏腹瀉，脾胃虛弱者慎用，孕婦忌服。
玫瑰花	甘，微苦，溫。	歸肝，脾經。	理氣解鬱，和血調經。	肝氣鬱結，脘脅脹痛，乳房作脹，月經不調，痢疾，泄瀉，帶下，跌打損傷，癰腫。	/
茉莉花	辛，微甘，溫。	歸脾，胃，肝經。	理氣開鬱，辟穢和中。	瀉痢腹痛，胸脘悶脹，頭暈，頭痛，目赤腫痛。	/
原蠶蛾	鹹，溫。	歸肝，腎經。	補腎壯陽，止血，解毒消腫。	陽痿遺精，小便混濁色白，血淋，金瘡出血，咽喉腫痛，口舌生瘡，癰腫瘡毒，凍瘡，蛇傷。	陰虛有火者忌之。

其他類

食物名稱	性味	歸經	功效	主治	宜忌
陳皮	辛，苦，溫。	歸脾，胃，肺經。	理氣調中，降逆止嘔，燥濕化痰。	胸膈滿悶，脘腹脹痛，不思飲食，嘔吐，噦逆，咳嗽痰多，乳癰初起。	氣虛及陰虛者慎服。
魚油	甘，溫，有小毒。	/	活血，降脂。	高血脂症，防治高血壓病，冠心病，腦栓塞。	/
溫泉水	辛，熱，微毒。	/	祛風活血，除疥瘵癬。	外用於各種皮膚病。	/

調味料類

食物名稱	性味	歸經	功效	主治	宜忌
			平性		
玉米油	甘，平。	/	降壓，降血脂。	高血壓病，高血脂，動脈硬化，冠心病。	/
白砂糖	甘，平。	歸肺，脾經。	和中緩急，潤燥，生津。	肺燥咳嗽，口乾燥渴，中虛脘痛。	中滿者勿服，多食助熱，損齒生蟲。
冰糖	甘，平。	歸肺，脾經。	補中和胃，潤肺止咳。	脾胃氣虛，肺燥咳嗽，或痰中帶血。	/
花生油	甘，平，氣腥。	/	潤燥，滑腸，去積。	蛔蟲性腸梗阻，胎衣不下，燙傷。	/
芸薹子油	辛，甘，平。	/	解毒消腫，潤腸。	風瘡，癰腫，燙火灼傷，便秘。	便溏者慎服。
馬鬐膏（馬膏，馬脂）	平。	/	生髮，潤膚，祛風。	脫髮，白禿瘡，皮膚皸裂，偏風口歪斜。	/
乾冬菜	苦，鹹，平，無毒。	歸肺，腎經。	滋陰，開胃，化痰，利隔。	肺熱痰嗽，喉痛，失音。	/
豉汁	辛，平。	/	大除煩熱。	/	/
椰子油	甘，平。	/	殺蟲止癢，斂瘡。	瘡癬，濕疹，凍瘡。	/

調味料類

醬	甘，鹹，平。	歸脾，胃經。	清熱解毒。	蛇蟲蜂螫毒，燙火傷，癘瘍風，浸淫瘡，魚、肉、蔬菜中毒。	不宜多食。
藕粉	甘，鹹，平。	/	益血，止血，調中，開胃。	虛損失血，瀉痢食少。	/
微涼，涼性，微寒，寒性					
白鵝膏	甘，涼。	/	潤皮膚，解毒腫。	皮膚皸裂，耳聾，中耳炎，噎膈反胃，癰腫，疥癬。	/
茶油	甘，苦，涼。	/	清熱解毒，潤腸殺蟲。	痧氣腹痛，便秘，蛔蟲腹痛，蛔蟲性腸梗阻，疥癬，湯火傷。	/
麻油（胡麻油）	甘，涼。	歸大腸經。	潤燥通便，解毒，生肌。	腸燥便秘，蛔蟲病，食積腹痛，瘡腫，潰瘍，疥癬，皮膚皸裂。	脾虛便溏者忌服。
酥（酥油）	甘，微寒。	歸脾，肺，大腸經。	養陰清熱，益氣和血。	陰虛勞熱，肺痿咳嗽，失音，吐血，消渴，便秘，瘡腫。	脾胃虛滑者禁服。
豬脂膏（豬膏，豬脂肪）	甘，微寒。	/	補虛，潤燥，解毒。	虛勞羸瘦，肺虛咳嗽，便秘，皮膚皸裂，惡瘡，燙火傷。	大便滑泄者忌服。
醬瓜	甘，微寒，無毒。	/	健胃和中，生津止渴。	食慾不振，消渴。	/

調味料類

食物名稱	性味	歸經	功效	主治	宜忌
食鹽	鹹，寒。	歸胃，腎，大小腸經。	湧吐，涼血，解毒，軟堅。	食停上脘，心腹脹痛，胸中痰癖，二便不通，氣淋，小便血，齒齦出血，喉痛，牙痛，目翳，瘡瘍，毒蟲螫傷。	咳嗽，口渴慎服。水腫者忌服。
臭草	辛，微苦，寒。	歸肝，脾經。	祛風清熱，活血散瘀，消腫解毒。	感冒，小兒高熱驚風，痛經，閉經，跌打損傷，熱毒瘡瘍，小兒濕疹，蛇蟲咬傷。	/
微溫，溫性，熱性					
油菜子油	辛，微溫。	/	潤燥緩下，行氣破瘀，消腫散結，祛濕殺蟲。	蛔蟲性及食物性腸梗阻，燙火灼傷，濕疹，產難，產後心腹諸疾，赤丹熱腫，金瘡血痔。	/
丁香	辛，溫。	歸脾，胃，腎經。	溫中，降逆，暖腎。	胃寒呃逆，嘔吐，反胃，瀉痢，脘腹冷痛，脅肋拘急疼痛，疝氣，奔豚氣，癬症。	陽熱諸證及陰虛內熱者禁服。
八角茴香	辛，甘，溫。	歸肝，腎，脾，胃經。	散寒，理氣，止痛。	寒疝腹痛，腰膝冷痛，胃寒嘔吐，脘腹疼痛，寒濕腳氣。	火旺者禁服。
小茴香	辛，溫。	歸肝，腎，膀胱，胃經。	溫腎暖肝，行氣止痛，和胃。	寒疝腹痛，睾丸偏墜，脘腹冷痛，食少吐瀉，脅痛，腎虛腰痛，痛經。	陰虛火旺者禁服。

調味料類

食物名稱	性味	歸經	功效	主治	宜忌
山柰（沙薑）	辛，溫。	歸胃，脾經。	溫中，辟穢，消食，止痛。	瘴癘，脘腹冷痛，霍亂吐瀉，食積，牙痛，骨鯁喉，跌打腫痛。	陰虛血虧及胃有鬱火者禁服。
肉豆蔻	辛，微苦，溫。	歸脾，胃，大腸經。	溫中澀腸，行氣消食。	虛瀉，冷痢，脘腹脹痛，食少嘔吐，宿食不消。	/
孜然	辛，溫。		散寒止痛，理氣調中。	脘腹冷痛，消化不良，寒疝墜痛，月經不調。	陰虛火旺者慎服。
豆油	辛，甘，溫。	/	潤腸，驅蟲。	大便秘結，腸道梗阻。	/
赤砂糖	甘，溫。	歸肝，脾，胃經。	補脾暖肝，活血散瘀。	產後惡露不行，口乾嘔噦，虛羸寒熱。	/
花椒	辛，溫。小毒。	歸脾，胃，腎經。	溫中止痛，除濕止瀉，殺蟲止癢。	脾胃虛寒型脘腹冷痛，蛔蟲腹痛，嘔吐泄瀉，肺寒咳喘，齲齒牙痛，陰癢帶下，濕疹皮膚瘙癢。	陰虛火旺者禁服，孕婦慎服。
砂仁	辛，溫。	歸脾，胃，腎經。	化濕，行氣，溫脾，安胎。	濕阻氣滯，脘腹脹滿，不思飲食，噁心嘔吐，腹痛泄瀉，妊娠惡阻，胎動不安，血崩，一切食毒。	陰虛有熱者禁服。
桂皮	辛，甘，溫。	歸脾，胃，肝，腎經。	溫中散寒，理氣止痛。	脘腹冷痛，嘔吐泄瀉，腰膝酸冷，寒疝腹痛，寒濕痺痛，瘀滯痛經，血痢，腸風，跌打腫痛，創傷出血等。	/

調味料類

食物名稱	性味	歸經	功效	主治	宜忌
桂花	辛，溫。	歸肺，脾，腎經。	溫肺化飲，散寒止痛。	痰飲咳喘，脘腹冷痛，腸風血痢，經閉痛經，寒疝腹痛，牙痛，口臭。	/
草豆蔻	辛，溫。	歸脾，胃經。	溫中燥濕，行氣健脾。	寒濕阻滯脾胃之脘腹冷痛，痞滿作脹，嘔吐，泄瀉，食穀不化，痰飲，腳氣，瘴瘧，口臭。	/
迷迭香	微辛，溫，無毒。	/	發汗，健脾，安神，止痛。	各種頭痛，早期脫髮。	/
酒	甘，苦，辛，溫。	歸心，肝，肺，胃經。	通血脈，行藥勢。	風寒痹痛，筋脈攣急，胸痹心痛，脘腹冷痛。	陰虛，失血及濕熱甚者禁服。
酒糟	辛，甘，溫。	/	活血止痛，溫中散寒。	傷折瘀滯疼痛，凍瘡，風寒濕痹，蛇傷，蜂螫。	/
酒釀	辛，甘，溫。	/	補氣，生津，活血。	痘疹透發不起，乳癰腫痛，頭痛頭風。	/
椒目	苦，辛，溫，小毒。	歸脾，肺，膀胱經。	利水消腫，祛痰平喘。	水腫脹滿，哮喘。	不宜久服。
紫蘇葉	辛，溫。	歸肺，脾，胃經。	散寒解表，行氣化痰，安胎，解魚蟹毒。	風寒表證，咳嗽痰多，胸脘脹滿，噁心嘔吐，腹痛吐瀉，胎氣不和，妊娠惡阻，食魚蟹中毒。	陰虛，氣虛及溫病者慎服。

調味料類

食物名稱	性味	歸經	功效	主治	宜忌
飴糖（麥芽糖）	甘，溫。	歸脾，胃，肺經。	緩中，補虛，生津，潤燥。	勞倦傷脾，裡急腹痛，肺燥咳嗽，吐血，口渴，咽痛，便秘。	濕熱內鬱，中滿吐逆者禁服。
醋	酸，甘，溫。	歸肝，胃經。	散瘀消積，止血，安蛔，解毒。	產後血暈，癥瘕積聚，吐血，衄血，便血，蟲積腹痛，魚肉菜毒，癰腫瘡毒。	脾胃濕重，痿痹，筋脈拘攣者慎服。
檸檬皮	酸，辛，微苦，溫。	/	行氣，和胃，止痛。	脾胃氣滯，脘腹脹痛，食慾不振。	/
檸檬葉	辛，甘，微苦，溫。	/	化痰止咳，理氣和胃，止瀉。	咳喘痰多，氣滯腹脹，泄瀉。	/
羅勒（九層塔）	辛，溫。	歸肺，脾，胃經。	疏風行氣，化濕和中，活血，解毒。	感冒頭痛，發熱咳嗽，中暑，食慾不振，脘腹脹痛，嘔吐泄瀉，風濕痺痛，遺精，月經不調，牙痛口臭，肉遮睛，濕瘡，癮疹瘙癢，跌打損傷。	氣虛血燥者慎服。
胡椒	辛，熱。	歸胃，大腸，肝經。	溫中散寒，下氣止痛，止瀉，開胃，解毒。	胃寒疼痛，嘔吐，受寒泄瀉，食慾不振，中魚蟹毒。	/

調味料類

食物名稱	性味	歸經	功效	主治	宜忌
肉桂	辛，甘，熱。	歸腎，脾，心，肝經。	補火助陽，散寒止痛，溫經通脈。	腎陽不足之畏寒肢冷，腰膝酸軟，陽痿遺精，小便不利或頻數，短氣喘促，浮腫尿少等；脾腎虛寒，脘腹冷痛，食減便溏；寒濕痹痛，寒疝疼痛，宮冷不孕，痛經經閉，產後瘀滯腹痛等。	陰虛火旺、裡有實熱、血熱妄行之出血患者或孕婦均禁服。畏赤石脂。
乾薑	辛，熱。	歸脾，胃，心，肺經。	溫中散寒，回陽通脈，溫肺化飲。	脘腹冷痛，嘔吐，泄瀉，亡陽厥逆，寒濕痹痛，寒飲喘咳。	陰虛內熱，血熱妄行者禁服。

Memo

Memo

Memo